Mieux dormir pour mieux vivre

Des mesures pratiques qui amélioreront votre vie

Dr Sui H. Wong MD FRCP

Copyright 2024 - Tous droits réservés.

Le contenu de ce livre ne peut être reproduit, dupliqué ou transmis sans l'autorisation écrite de l'auteur ou de l'éditeur.

En aucun cas, l'éditeur ou l'auteur ne pourra être tenu responsable de tout dommage, réparation ou perte monétaire résultant directement ou indirectement des informations contenues dans ce livre.

<u>Avis juridique :</u>

Ce livre est protégé par le droit d'auteur. Il est réservé à un usage personnel. Vous ne pouvez pas modifier, distribuer, vendre, utiliser, citer ou paraphraser une partie ou le contenu de ce livre sans l'accord de l'auteur ou de l'éditeur.

<u>Avis de non-responsabilité :</u>

Veuillez noter que les informations contenues dans ce document sont uniquement destinées à des fins éducatives et de divertissement. Tous les efforts ont été déployés pour présenter des informations exactes, à jour, fiables et complètes. Aucune garantie de quelque nature que ce soit n'est déclarée ou implicite. Les lecteurs reconnaissent que l'auteur n'est pas engagé dans la fourniture de conseils juridiques, financiers, médicaux ou professionnels. Le contenu de ce livre provient de diverses sources. Veuillez consulter un professionnel agréé avant d'essayer les techniques décrites dans ce livre.

En lisant ce document, le lecteur accepte qu'en aucun cas l'auteur ne soit responsable des pertes, directes ou indirectes, résultant de l'utilisation des informations contenues dans ce document, y compris, mais sans s'y limiter, les erreurs, les omissions ou les inexactitudes.

EBH Press : EBHpress.com

Copyright © Dr Sui H. Wong 2024

ISBN : (livre de poche), (livre électronique)

Table des matières

INTRODUCTION 1
   NOTE DE L'AUTEUR 2

CHAPITRE 1 : LA SANTÉ D'ABORD - LA SCIENCE DU SOMMEIL 5
   L'IMPORTANCE DU SOMMEIL 6
      Pourquoi avons-nous besoin de dormir ? 6
      Quels sont les effets du manque de sommeil sur l'organisme ? 7
      Quelles sont les idées fausses sur le sommeil ? 7
      Quelles sont les étapes du sommeil ? 7
      Comment un mauvais sommeil affecte-t-il la productivité et la concentration ? 9
      Pourquoi un sommeil perturbé ou non régulé entraîne-t-il une dysrégulation émotionnelle ? 10
      Quel est l'impact du manque de sommeil sur la santé métabolique ? 10
   RÉSOLUTION DES PROBLÈMES DE SANTÉ 11
   ÉVALUATION DU SOMMEIL 12

CHAPITRE 2 : ROUTINE ET RYTHME - ÉLABORER VOTRE ROUTINE DE SOMMEIL 17
   COMPRENDRE LE RYTHME CIRCADIEN 18
      Qu'est-ce qu'un rythme circadien ? 18
      Quel est l'impact de la lumière sur le sommeil ? 18
      Quelles sont les hormones impliquées dans le sommeil ? 19
      Qu'est-ce que la pression du sommeil et l'adénosine ? 19
      Pourquoi est-il important de suivre une routine ? 20
      Combien de temps dois-je dormir ? 20
   CRÉER UNE ROUTINE DE SOMMEIL 21
      Votre modèle de routine 28
   AGIR PENDANT LA JOURNÉE 29
      Modèle de suivi du sommeil et de l'alimentation 29
      Guide de l'activité physique 34

CHAPITRE 3 : RESTER ENDORMI - GÉRER CE QUI VOUS TIENT ÉVEILLÉ 35
   SOMMEIL EN PLEINE SANTÉ 35
      Quel est l'impact de mon alimentation sur le sommeil ? 35
      Quels sont les aliments les plus néfastes pour le sommeil ? 36
      Quels sont les aliments qui favorisent le mieux le sommeil ? 36
      Pourquoi est-il si difficile de se réveiller le matin ? 37
      Quelles sont les causes de l'insomnie ? 38
   DÉPANNAGE DES TROUBLES DU SOMMEIL 39
      Santé du sommeil et autres 39
      Rappels sur le stress 42
      Stimulants courants 43
      Guide alimentaire pour le sommeil 44
   SE LEVER ET RESTER DEBOUT 45

CHAPITRE 4 : FACTEURS ENVIRONNEMENTAUX - CRÉER UNE SITUATION DE SOMMEIL PARFAITE 47
   L'IMPACT DE NOTRE ENVIRONNEMENT 47

- Quel est l'impact de la température sur le sommeil ? 48
- Quels sont les sons qui peuvent m'empêcher de dormir ? 48
- Que dois-je porter au lit ? 48
- Une chambre à coucher encombrée a-t-elle un impact sur la santé de mon sommeil ? 49
- PERFECTIONNER L'ENVIRONNEMENT DU SOMMEIL 49
  - Désencombrer pour mieux dormir 50
  - Conditions de sommeil idéales 51
- DÉTOX DE L'ÉCRAN 52

CHAPITRE 5 : STIMULER LE REPOS - APPROCHES HOLISTIQUES POUR UNE SANTÉ À LONG TERME 55

- OUTILS DE REPOS 56
  - Thés 56
  - Huiles essentielles 57
  - Suppléments 57
  - Couverture lestée 57
  - Protège-dents 58
  - Massages réguliers 58
- STRATÉGIES DE RELAXATION 58
  - Bains chauds 58
  - Travail sur la respiration 59
  - Yoga Nidra 60
  - La sieste comme complément de sommeil 60
  - Journal des rêves 61

CHAPITRE 6 : CHAPITRE BONUS - LE SOMMEIL DANS DES CIRCONSTANCES PARTICULIÈRES 63

- LE SOMMEIL DES ENFANTS ET DES ADOLESCENTS 63
- LE SOMMEIL AU SERVICE DE LA SANTÉ DES FEMMES 65
- LE SOMMEIL DES SPORTIFS 66
- SOMMEIL POUR LES HORAIRES NON TRADITIONNELS 67
- LE SOMMEIL DES PLUS DE 60 ANS 68

CONCLUSION 69

- Récapitulation de votre plan d'action 70
- Note de l'auteur 71

30 JOURS POUR UN MEILLEUR SOMMEIL 72

- SUIVI DU SOMMEIL 72
- PHASE 1: ÉTABLIR VOTRE ROUTINE MATINALE 76
- PHASE 2: ÉTABLIR UNE ROUTINE NOCTURNE 78
- PHASE 3: AMÉLIORER LA QUALITÉ DU SOMMEIL 80

RESSOURCES SUPPLÉMENTAIRES SUR LE SOMMEIL 83

- AIDE SPÉCIALISÉE 83
- FORMATION CONTINUE 83
- SOURCES EN LIGNE 83

ANNEXE 87

RÉFÉRENCES 89

- RÉFÉRENCE DE L'IMAGE : 94

Introduction

Le sommeil a une incidence sur tout.

Qu'est-ce qui vous vient à l'esprit lorsque vous pensez à la santé ? Peut-être vous concentrez-vous sur la nourriture, ou peut-être l'image d'une personne athlétique vous vient-elle à l'esprit. Cependant, un aspect fondamental de votre santé ne doit pas être ignoré : vos habitudes de sommeil.

Presque tous les animaux vivants dorment. Certains se reposent beaucoup, comme les koalas, qui peuvent dormir 18 heures ou plus par jour ("Koala", 2020). D'autres, comme les girafes, dorment moins de cinq heures par jour (Suni, 2023a) !

Le sommeil peut être un domaine négligé par ceux qui cherchent à s'améliorer et à se sentir mieux. Les effets les plus graves d'un mauvais sommeil ne se font pas sentir immédiatement, et les effets moins graves peuvent être masqués par des boissons contenant de la caféine ou des en-cas sucrés. Il y a de fortes chances que vous ayez déjà entendu quelqu'un dire "Je peux dormir quand je suis mort", ou peut-être l'avez-vous dit vous-même !

En réalité, le manque de sommeil risque d'abréger votre vie *et d'*affecter votre productivité. Combien de fois vous êtes-vous couché tard alors que vous saviez que vous deviez vous lever le matin ? À quand remonte la dernière fois où vous avez appuyé sur "snooze" et dormi plus de 20 minutes après l'heure de réveil prévue ?

Comme pour d'autres aspects de notre santé, nous sommes nombreux à savoir que nous avons besoin de nous améliorer dans ce domaine, mais le problème est de savoir comment s'y prendre pour obtenir un sommeil de meilleure qualité. Tout au long de ce guide, vous suivrez un processus étape par étape afin d'améliorer la qualité de votre sommeil pour une meilleure santé globale.

Pour entamer votre voyage vers un meilleur sommeil, nous commencerons par discuter de l'importance de fixer une heure de réveil cohérente chaque matin. Cette simple habitude vous aidera à établir une routine saine, à comprendre vos besoins en sommeil et à éviter de vous endetter. Vous découvrirez pourquoi il est essentiel de se réveiller à la même heure tous les jours, même le week-end, pour réguler l'horloge interne de votre corps et améliorer la qualité de votre sommeil.

Ensuite, vous affinerez votre routine nocturne en déterminant l'heure idéale du coucher en fonction de votre objectif de durée de sommeil. Par exemple, si votre objectif est de dormir sept heures, vous apprendrez à ajuster votre routine en conséquence, de manière transparente et pratique, afin de vous aligner sur le rythme naturel de votre corps. À la fin de ce voyage, vous connaîtrez vos besoins en sommeil et vos habitudes de sommeil optimales, et vous apprendrez des stratégies pour améliorer la qualité de votre sommeil.

Un sommeil de qualité n'est pas seulement crucial pour la santé du cerveau, il est aussi essentiel pour la productivité, la santé et le bien-être en général. Ce cahier d'exercices vise à vous donner des outils pratiques pour établir et maintenir des habitudes de sommeil saines !

Note de l'auteur

En tant que neurologue (médecin) et chercheur en neurosciences dans le domaine des interventions visant à améliorer la santé du cerveau, je comprends l'importance du sommeil pour votre santé. J'ai de l'expérience dans les applications cliniques pour traiter les conditions médicales et neurologiques et j'ai utilisé mes compétences pour soutenir des changements de comportement réussis.

J'aide fréquemment les personnes désireuses d'améliorer leurs habitudes de sommeil. L'amélioration du sommeil peut changer la vie de nombreuses façons, notamment en réduisant les migraines et en augmentant la vigilance au quotidien. En outre, de nombreuses personnes passent d'une sensation de brouillard à une sensation de clarté et de fraîcheur au quotidien. Grâce à ces pratiques, il *est* possible d'obtenir des résultats étonnants qui changeront votre vie pour le mieux.

Ma motivation pour écrire ce livre vient des questions et des défis que je rencontre souvent dans ma pratique clinique. Les approches présentées dans ce livre comprennent de nombreux éléments qui se sont avérés utiles et efficaces pour améliorer la qualité de vie de mes patients. Aujourd'hui, je souhaite partager cette expertise avec un public plus large afin que davantage de personnes puissent avoir un impact positif sur leur vie au-delà de mes cliniques quotidiennes !

Je suis passionnée par l'importance du sommeil et j'ai pu constater directement l'impact négatif qu'un manque de sommeil peut avoir sur la santé. Ma mission est de transformer la santé des gens dans ma pratique médicale.

Je cherche à transmettre la gentillesse, la compassion, l'empathie et la motivation dans mon approche. Mon objectif est que les individus se sentent responsabilisés et inspirés pour prendre des mesures positives. Bien que le voyage puisse parfois sembler difficile, la persévérance et le suivi du processus apporteront de précieuses récompenses !

Pour commencer, je voudrais vous encourager à réfléchir à votre motivation sous-jacente, à votre "pourquoi" profond. Il peut s'agir du désir de vous améliorer, de soutenir votre famille, d'être un meilleur partenaire, frère ou sœur, ou enseignant, ou encore d'exceller dans vos fonctions professionnelles.

Prenez le temps d'écrire votre "pourquoi" ci-dessous. Quels sont vos objectifs et qu'est-ce qui vous motive à vous améliorer ? Le fait de l'écrire vous aidera à renforcer cette idée :

_____

_____

_____

_____

_____

Ensuite, tout au long du processus d'amélioration du sommeil, vous pouvez revenir à cette motivation pour vous aider à rester concentré et à atteindre vos objectifs. Identifier les sources de joie, de motivation et de signification est la clé d'un changement positif et durable !

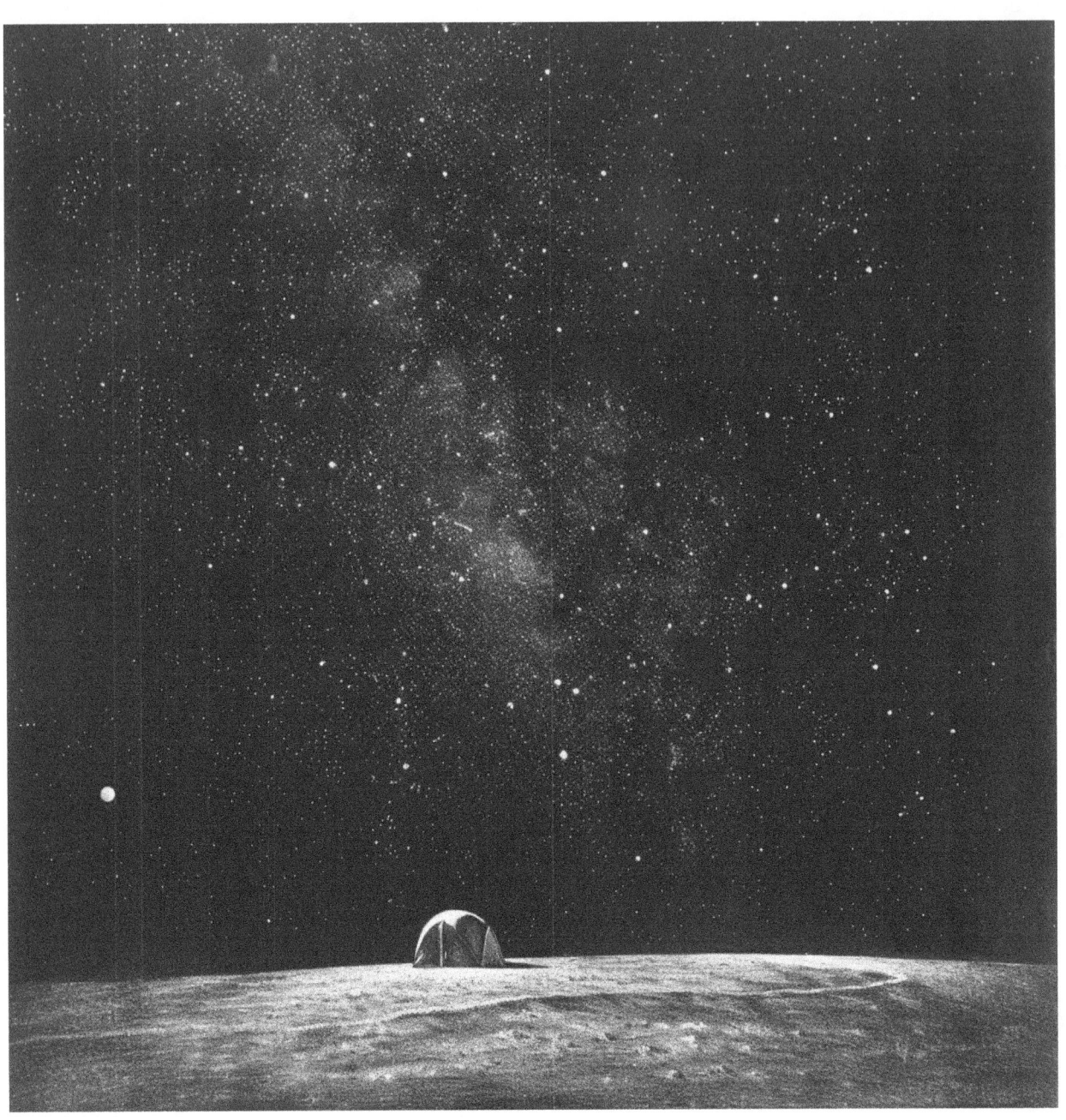

Chapitre 1 :

La santé d'abord - La science du sommeil

Connaître les mécanismes scientifiques du sommeil vous aidera à comprendre pourquoi il est important de créer une routine et comment vous pouvez résoudre les problèmes de sommeil.

Au cours des six prochains chapitres de ce livre, vous apprendrez tout ce qu'il faut savoir sur la qualité du sommeil et sur la façon de perfectionner votre routine. À la fin, vous pourrez appliquer ce que vous avez appris à votre vie et, en quelques semaines, vous constaterez une amélioration de la qualité de votre sommeil. À la fin du livre, dans la section des ressources supplémentaires, vous trouverez un plan d'action que vous pourrez ensuite mettre en œuvre pour vous aider à adopter la bonne approche en matière de santé.

Vous savez déjà que le sommeil est important, ce qui vous a incité à venir ici ! Voyons maintenant pourquoi il est si important pour votre santé et ce qui se passe à l'intérieur de votre corps pendant cette période de repos nocturne.

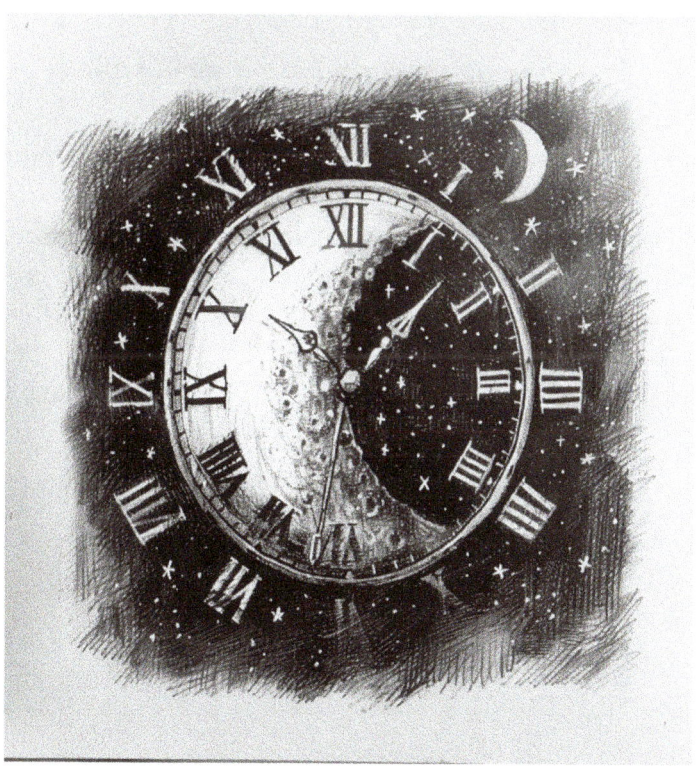

> *Le saviez-vous ?*
>
> Le sommeil n'a pas seulement un impact sur votre santé physique et mentale, il peut aussi avoir un impact sur votre apparence (et pas seulement sur les poches sous les yeux !). Une étude a conclu que "la mauvaise qualité chronique du sommeil est associée à une augmentation des signes de vieillissement intrinsèque, à une diminution de la fonction de barrière cutanée et à une moindre satisfaction à l'égard de l'apparence" (Baron, n.d.).

L'importance du sommeil

Nous dormons depuis notre naissance, et même avant ! Dans l'utérus, on estime que les fœtus dorment environ 95 % du temps (McTigue, 2020). Le sommeil n'est pas une pratique que l'on doit apprendre à faire ; notre corps est naturellement conçu pour envoyer des signaux de fatigue et de vigilance tout au long de la journée. Cependant, ce que nous devons apprendre, c'est à maintenir un sommeil constant et régulier. Comment cela se fait-il ? Vous trouverez ci-dessous quelques questions fréquemment posées pour vous aider à comprendre ce qu'est le sommeil, pourquoi il est nécessaire à votre corps et pourquoi la régularité du sommeil est importante pour la santé en général.

Pourquoi avons-nous besoin de dormir ?

Le sommeil, dans sa forme la plus simple, est un processus réparateur. Prenez n'importe quelle partie de votre corps, qu'il s'agisse de votre cœur ou de votre estomac. Chaque zone a besoin d'une certaine forme de repos. Rien ne s'arrête jamais complètement, sinon il ne fonctionnerait pas correctement. Cependant, tout ne fonctionne pas à un rythme rapide tout au long de la journée. Vous ne pouvez courir qu'un certain temps avant de devoir vous arrêter pour reprendre votre souffle et permettre à vos poumons de se reposer. On ne peut manger qu'une quantité limitée avant de devoir s'arrêter pour laisser son estomac digérer. Vous ne pouvez pas rester debout longtemps avant que les muscles de vos jambes n'aient besoin de se reposer et que vous deviez vous asseoir.

Le cerveau a également besoin de repos, comme toute autre partie du corps. Il ne s'arrête jamais de travailler, mais le sommeil est un processus essentiel qui aide le cerveau à accroître les fonctions neurologiques, telles que (Bryan, 2023) :

- l'apprentissage
- mémoire
- immunité

Lorsque vous dormez, votre cerveau travaille dur pour améliorer et réguler tout ce qui se passe dans votre corps, de la digestion à l'équilibre hormonal.

Quels sont les effets du manque de sommeil sur l'organisme ?

Selon le National Heart, Lung, and Blood Institute, "la façon dont vous vous sentez lorsque vous êtes éveillé dépend en partie de ce qui se passe pendant que vous dormez" ("Why Is Sleep Important", 2022).

Un sommeil de mauvaise qualité est associé à (Carden et al., 2021) :

- cancer
- les maladies cardiovasculaires
- le diabète
- risque de mortalité accru
- l'obésité

Il est évident qu'un sommeil de mauvaise qualité contribue à ces phénomènes et qu'il exacerbe tout autre problème de santé auquel vous pouvez déjà être confronté. Ne pas fournir à son corps un sommeil adéquat peut être tout aussi préjudiciable à la santé qu'une mauvaise alimentation, un manque d'exercice physique ou un stress excessif.

Quelles sont les idées fausses sur le sommeil ?

L'une des plus grandes idées fausses sur le sommeil est que votre corps peut s'adapter à un sommeil insuffisant. Parfois, il peut en avoir l'impression. Vous n'avez peut-être dormi que trois heures avant une grosse journée de travail et vous vous êtes senti bien après avoir bu un café et pris une douche froide. Ces mesures ne font que masquer les symptômes, elles ne remédient pas au problème. Cela peut donner l'impression que manquer de sommeil n'est pas grave, mais le faire régulièrement peut conduire à une mauvaise santé par la suite.

Une autre idée fausse est que la durée du sommeil est l'élément principal à prendre en compte et que les siestes complètent le sommeil. Il est vrai que les siestes peuvent vous aider à vous sentir rétabli, mais elles ne remplacent pas un sommeil sain (Suni, 2023c). En outre, il n'est pas vrai que plus vous dormez, mieux vous vous portez. S'il est important de dormir suffisamment, il est encore plus important de dormir d'un sommeil de qualité pour que l'organisme puisse bénéficier du processus naturel de régénération nécessaire.

Quelles sont les étapes du sommeil ?

Il y a de fortes chances que vous ayez entendu parler des stades du sommeil. À tout le moins, vous en avez fait l'expérience ! Chaque nuit, notre corps passe par différents stades de sommeil, chacun ayant une fonction différente ("Sleep", 2023). Chaque stade entraîne le corps dans un sommeil plus profond au fur et à mesure qu'il progresse, et le corps passe par tous les stades quatre ou cinq fois par nuit. Le cycle dure généralement entre 90 et 120 minutes. Les quatre stades de ce cycle sont les suivants :

- Stade 1 de la phase NREM (mouvements oculaires non rapides)
- Stade NREM 2
- Stade NREM 3
- Sommeil paradoxal (mouvements oculaires rapides)

Les phases de mouvements oculaires non rapides (NREM) commencent lorsque le corps commence à s'endormir.

Au cours des trois étapes du mouvement oculaire non rapide, le corps commence à s'endormir. Au stade 1, vous pouvez facilement vous réveiller car il s'agit d'un stade léger. Au stade 2, votre cerveau est plus détendu et vos ondes cérébrales ralentissent. Puis, au stade 3, vous entrez dans un sommeil plus profond, vos ondes cérébrales ralentissant encore plus à mesure que le processus réparateur se met en place.

Enfin, pendant la phase REM, le cerveau devient plus actif et c'est à ce moment-là que l'on a le plus de chances de rêver. Au cours de chaque cycle, la phase REM s'allonge.

Pourquoi est-il important de connaître ces stades ? Pour bénéficier d'une nuit de repos complète, l'organisme doit passer plusieurs fois par ces stades afin d'organiser les informations, de stocker les souvenirs et de restaurer l'énergie du corps. Si des perturbations, telles que la consommation de caféine ou d'alcool, interrompent une grande partie du sommeil de stade 3 pendant la nuit, vous risquez d'être privé des bienfaits de cette phase, tels que l'élimination des toxines.

En outre, cela permet d'expliquer pourquoi les siestes peuvent parfois être contre-productives. Si vous dormez suffisamment longtemps pour entrer dans le stade NREM 3 et que vous vous réveillez ensuite, vous risquez de vous sentir groggy et confus ("Sleep", 2023).

Étant donné que chaque phase REM s'allonge au cours de la nuit, si vous devez vous réveiller très tôt un jour pour un vol, par exemple, c'est la majeure partie de la phase REM qui sera affectée. Dans ce cas, de petites modifications de l'emploi du temps avant le voyage peuvent vous aider à dormir davantage pour vous préparer.

La compréhension de ces stades du sommeil nous apprend que le sommeil est un processus complexe, et pas seulement une période de repos rapide pour le corps. Pour améliorer le sommeil, il faut apprendre à travailler avec le corps pour faciliter un sommeil plus profond et réparateur afin d'améliorer la façon dont nous nous sentons pendant la journée.

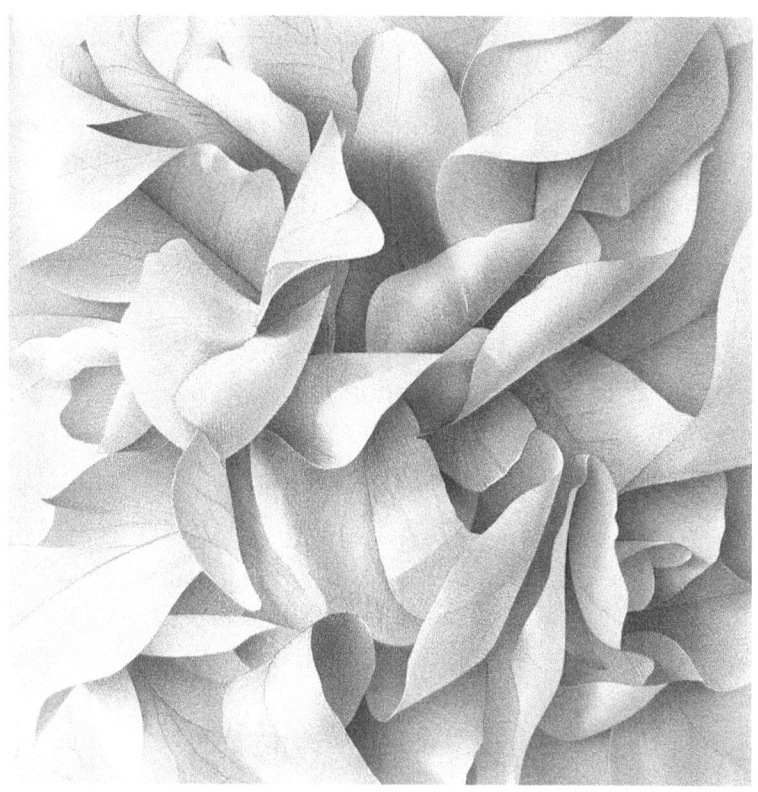

Comment un mauvais sommeil affecte-t-il la productivité et la concentration ?

Une autre chose importante à savoir sur le sommeil est qu'il s'agit d'un processus chimique dans le corps. Chaque étape produit des hormones qui sont vitales pour aider le corps à fonctionner (Suni, 2023b). Lorsque vous dormez, votre cerveau passe par des processus cognitifs, tels que (Suni, 2023b) :

- consolidation de la mémoire
- éliminer les protéines dangereuses
- relier et renforcer les idées

Lorsque nous omettons ces fonctions cognitives, il est plus difficile pour notre cerveau de fonctionner correctement au cours de la journée. Le rappel de la mémoire devient plus difficile, ce qui réduit notre capacité à penser logiquement, à résoudre des problèmes et à suivre des instructions. Lorsque nos idées sont désorganisées, nous pouvons être moins productifs et avoir du mal à accomplir des tâches importantes.

Outre les processus biologiques dont nous sommes privés lorsque nous dormons mal, l'état de somnolence peut conduire à l'impulsivité et la fatigue réduit la motivation, ce qui a un impact sur nos activités quotidiennes.

Pourquoi un sommeil perturbé ou non régulé entraîne-t-il une dysrégulation émotionnelle ?

Comme indiqué précédemment, le fait de manquer de sommeil a un impact sur diverses fonctions cognitives, ce qui influencera également la manière dont vous gérez vos émotions. Le manque de sommeil peut nous rendre plus sensibles aux facteurs de stress et réduire notre capacité à gérer nos émotions (Vandekerckhove, 2017). Lorsque vous ne dormez pas suffisamment pour soutenir les bases cognitives de votre santé, vous finirez par lutter contre des pressions supplémentaires dans la vie.

Pensez-y de la manière suivante : Si vous avez un mode de vie sédentaire, il peut être difficile de pratiquer une activité physique de base, comme monter plusieurs étages ou rester debout pendant de longues périodes. En outre, une activité physique supplémentaire, comme la pratique d'un sport, sera encore plus difficile.

Si votre cerveau ne dort pas suffisamment, vous ne lui offrez pas la base de repos nécessaire au processus naturel de restauration. Il devient alors encore plus difficile de faire face aux exigences supplémentaires de la vie, qui entraînent elles-mêmes des facteurs de stress. Un stress excessif entraîne également votre corps dans un processus chimique, en déréglant vos hormones.

Un manque de sommeil peut provoquer du stress, et le stress peut provoquer un manque de sommeil, contribuant ainsi à un cycle qui vous laisse fatigué, épuisé et accablé.

Quel est l'impact du manque de sommeil sur la santé métabolique ?

Il est évident que le manque de sommeil a un impact sur l'esprit, car beaucoup de choses se passent pendant le sommeil, d'un point de vue cognitif. Mais vous vous demandez peut-être maintenant quel est l'impact sur votre corps dans son ensemble.

Étant donné qu'un grand nombre d'hormones sont libérées au moment de l'endormissement, pendant le sommeil et au réveil, le bon fonctionnement de l'organisme dépend de l'équilibre hormonal. Lorsque les hormones du sommeil sont perturbées, l'impact s'étend à d'autres hormones qui régulent la glycémie, la faim et la pression artérielle. Cela peut entraîner des fringales et des habitudes alimentaires excessives, ce qui perturbe encore plus la santé digestive.

En outre, votre métabolisme global est perturbé lorsque vous avez de mauvaises habitudes de sommeil, ce qui nuit à la capacité de l'organisme à réguler le poids corporel. Tout cela réduit l'énergie, ce qui peut vous amener à avoir envie d'aliments riches en calories ou de boissons sucrées et caféinées, car votre corps cherche des sources d'énergie. En retour, cela a un impact encore plus important sur votre poids, contribuant ainsi à un cycle de sommeil malsain.

Résolution des problèmes de santé

Le sommeil est l'habitude clé qui favorise d'autres habitudes saines, telles qu'une bonne alimentation et une activité physique. Même si cela ne semble pas être le cas à première vue, de nombreux symptômes dont vous souffrez peut-être sont liés à vos habitudes de sommeil.

Prenez le temps de réfléchir aux problèmes de santé que vous rencontrez. Vous trouverez ci-dessous un tableau qui résume certains des principaux problèmes de santé liés à un sommeil de mauvaise qualité. Notez les problèmes que vous rencontrez, ainsi que les symptômes dont vous souffrez. Vous pourriez découvrir que vous n'aviez tout simplement pas réalisé que le sommeil y contribuait !

Problèmes de santé courants	Symptômes que vous pouvez ressentir
Dysrégulation émotionnelle	<ul><li>les sautes d'humeur</li><li>l'anxiété</li><li>dépression</li></ul>
Manque de motivation ou faible productivité	<ul><li>procrastination</li><li>de mauvais résultats au travail ou à l'école</li><li>a du mal à mener à bien ses tâches</li></ul>
Difficulté à se concentrer	<ul><li>a du mal à être attentif</li><li>des troubles de la mémoire ou des oublis</li><li>des difficultés à écouter ou à comprendre les informations</li></ul>
Gestion du poids	<ul><li>métabolisme lent</li><li>l'obésité</li><li>perte ou prise de poids soudaine et inexpliquée</li></ul>
Santé métabolique	<ul><li>des fringales intenses</li><li>hypertension artérielle</li><li>irritabilité</li></ul>
Manque d'énergie	<ul><li>léthargie</li><li>fatigue</li><li>des bouffées d'énergie suivies de chutes d'énergie</li></ul>

Évaluation du sommeil

Une fois que vous avez établi les raisons les plus importantes de prendre soin de la santé de votre sommeil, vous commencez à créer une meilleure motivation pour garder ces habitudes. Il peut être difficile de prendre des habitudes et de modifier son mode de vie si l'on ne comprend pas d'abord pourquoi il est nécessaire de le faire. Mieux dormir est une bonne chose pour des raisons évidentes, comme se sentir plus frais et moins fatigué. Cependant, c'est ce qui se passe à l'intérieur du corps qui est essentiel pour réguler l'ensemble de votre santé.

Voici une auto-évaluation qui vous aidera à jeter les bases de votre propre routine de sommeil. Prenez le temps de réfléchir aux questions ci-dessous. Utilisez les lignes fournies pour écrire vos réponses, ou écrivez-les dans un cahier séparé si vous utilisez un livre électronique.

Qu'est-ce qui vous empêche de réguler votre sommeil ?

Quelles sont les choses qui vous empêchent le plus de dormir ?

Quelles sont les habitudes que vous prenez sciemment et qui pourraient vous empêcher de dormir ?

Quelles sont vos principales forces lorsqu'il s'agit de maintenir une routine de sommeil ?

Qu'est-ce qui, dans votre environnement, vous empêche de dormir ?

Quel est votre niveau de stress ?

Quelles sont vos autres habitudes saines, telles que vos habitudes alimentaires ou vos habitudes d'entraînement et d'exercice ?

_____

_____

_____

Maintenant, à l'aide des réponses que vous avez fournies ci-dessus, remplissez le tableau ci-dessous, ou copiez ce modèle dans un cahier ligné si vous utilisez un livre électronique. Dans la colonne de gauche, vous trouverez quelques exemples. Utilisez un stylo pour rayer ceux qui ne vous posent pas de problème et utilisez un surligneur pour marquer ceux sur lesquels vous devez travailler. Dans la colonne de droite, écrivez vos propres réponses. Utilisez des puces pour vous aider à vous concentrer sur les éléments les plus importants qui vous empêchent de dormir sainement.

Les éléments qui m'empêchent de maintenir une routine de sommeil régulière sont les suivants :	<ul><li>l'anxiété</li><li>cauchemars</li><li>se réveiller au milieu de la nuit</li><li>de mauvaises habitudes, comme l'utilisation du téléphone avant de se coucher</li></ul>	Ma réponse :
Les perturbations les plus importantes que je subis pendant mon sommeil sont les suivantes :	<ul><li>des bruits, comme le ronflement d'un partenaire</li><li>se lever pour uriner fréquemment</li><li>des situations de sommeil inconfortables</li></ul>	Ma réponse :
Les habitudes les plus difficiles à perdre lorsqu'il s'agit de réguler la santé de mon sommeil sont les suivantes :	<ul><li>se coucher plus tard que prévu</li><li>dormir plus tard que prévu</li><li>la consommation de caféine à l'approche de l'heure du coucher</li></ul>	Ma réponse :

Quand il s'agit de dormir régulièrement, je suis le meilleur :	<ul><li>se coucher tous les soirs à la même heure</li><li>dormir le même nombre d'heures chaque nuit</li><li>suivre une routine nocturne solide</li></ul>	Ma réponse :
Certains facteurs indépendants de ma volonté perturbent mon sommeil :	<ul><li>les bruits extérieurs, tels que la circulation ou des voisins bruyants</li><li>perturbations lumineuses dues à un travail posté irrégulier</li><li>les animaux domestiques ou les enfants qui perturbent mon sommeil</li></ul>	Ma réponse :
Lorsque je parle de mon niveau de stress et des principaux facteurs de stress qui m'empêchent de mieux dormir, je dirais probablement :	<ul><li>questions financières</li><li>le stress lié au travail</li><li>des problèmes familiaux ou relationnels</li></ul>	Ma réponse :
Je décrirais mes habitudes alimentaires en disant :	<ul><li>Je mange assez sainement et je suis satisfait de mes choix alimentaires.</li><li>Je mange plutôt sainement, mais j'ai besoin d'un peu de travail.</li><li>Je ne mange pas très sainement et je pourrais m'améliorer dans ce domaine.</li></ul>	Ma réponse :

Je décrirais mes habitudes en matière d'activité physique en disant :	<ul><li>Je fais de l'exercice fréquemment et régulièrement</li><li>Je fais de l'exercice de temps en temps, mais j'aurais besoin d'un peu plus de mouvement physique dans ma routine.</li><li>Je fais rarement de l'exercice ou je n'ai pas beaucoup d'activité physique</li></ul>	Ma réponse :

Chapitre 2 :

Routine et rythme - Élaborer votre routine de sommeil

Vous êtes-vous déjà demandé pourquoi nous dormons la nuit et sommes éveillés le jour ? Savez-vous pourquoi certains animaux sortent la nuit et d'autres ne sont actifs que le jour ? Les animaux nocturnes, qui dorment le jour et sont éveillés la nuit, ont des fonctions naturelles intégrées dans leur biologie qui les aident à survivre la nuit. Les humains, en revanche, sont diurnes et dépendent de la lumière du soleil pour fonctionner de manière optimale.

En raison de la lumière artificielle et des exigences trépidantes de la vie quotidienne, les êtres humains sont moins dépendants du cycle naturel de la journée, ce qui peut contribuer à des problèmes de sommeil. Nous avons tous en nous un rythme circadien qui indique à notre corps quand effectuer des fonctions vitales, telles que la libération d'hormones et de signaux de faim.

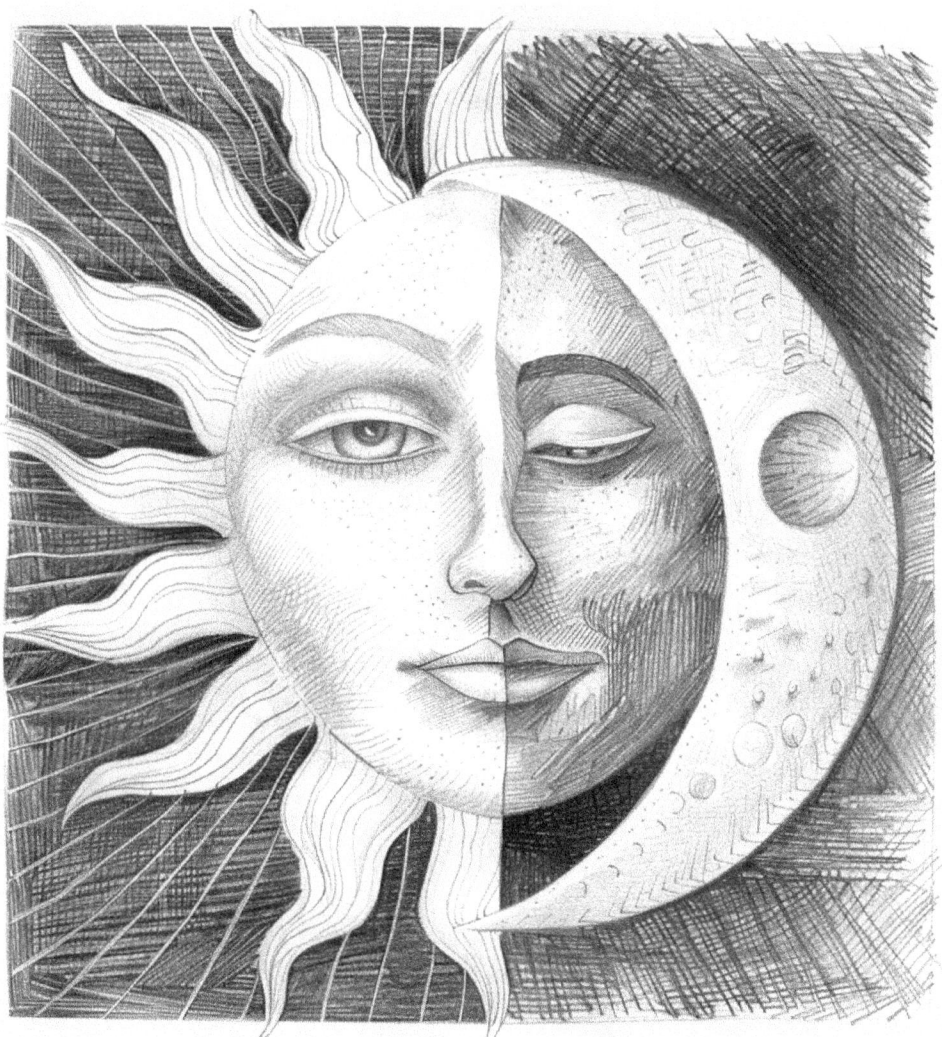

Comprendre le rythme circadien

Pour la plupart des espèces non domestiques, ce rythme circadien dépend du soleil et de la lune. Ces deux éléments fournissent des signaux lumineux, ou leur absence, qui indiquent quand un animal doit se réveiller et commencer la journée. L'homme, quant à lui, dépend souvent des réveils et d'autres perturbations qui le tirent du sommeil. Mais cela ne veut pas dire que nous n'avons pas encore ce câblage biologique en nous.

Qu'est-ce qu'un rythme circadien ?

Le rythme circadien est un cycle de 24 heures (Bryan, 2024b). Tout au long de la journée, votre état de somnolence évolue en fonction du soleil. Lorsqu'il fait clair le matin, votre cerveau se sent éveillé. Lorsque le soleil se couche et que la nuit arrive, il indique à votre cerveau qu'il est temps de se calmer et d'aller se coucher. Ce phénomène est utile sur le plan biologique pour de nombreuses raisons. Il permet de conserver l'énergie et de réguler les fonctions corporelles, comme la digestion. Notre métabolisme fluctue tout au long de la journée pour que nous n'ayons pas constamment faim, et la nuit, il ralentit pour conserver de l'énergie pendant que vous dormez.

Ce n'est qu'un exemple des nombreux processus qui se déroulent dans votre corps chaque nuit. Votre cerveau possède une horloge biologique principale, le noyau suprachiasmatique (Bryan, 2024b). Pourquoi est-il important de la connaître ? Plus votre rythme est régulier chaque jour, plus il sera facile de réguler votre corps, favorisant ainsi des fonctions énergétiques et métaboliques normales. Nous rencontrons de nombreuses perturbations au cours de la journée, comme le stress ou l'alimentation, qui peuvent avoir un impact sur notre rythme circadien et contribuer à la sensation de somnolence.

Quel est l'impact de la lumière sur le sommeil ?

Le soleil étant un indicateur vital pour de nombreuses fonctions corporelles, la lumière peut perturber votre sommeil. Vous êtes-vous déjà demandé pourquoi la peau de vos paupières est si fine ? C'est pour que, même lorsque nous fermons les yeux la nuit dans l'obscurité, nous puissions encore percevoir les signaux lumineux. Nous nous sommes tous retrouvés dans une chambre, bien endormis, lorsque quelqu'un entre et allume la lumière. Bien que nos yeux soient fermés, le cerveau reçoit le signal que la lumière est apparue, ce qui provoque l'éveil.

Pour dormir, il est important d'avoir un environnement sombre qui rappelle au cerveau qu'il est temps de se reposer. Nous ne pouvons pas toujours suivre le cycle exact du soleil - vous pouvez travailler tard le soir, ce qui vous oblige à dormir plus tard le matin que lorsque le soleil se lève. Même si nous ne nous alignons pas naturellement sur les changements de la journée, nous pouvons toujours créer des environnements qui favorisent un rythme circadien sain en créant des environnements lumineux appropriés. Les conseils pour un éclairage adapté seront abordés plus loin dans le livre, mais pour l'instant, il est important d'évoquer l'impact de la lumière sur notre capacité à dormir.

Quelles sont les hormones impliquées dans le sommeil ?

Tout au long de la journée, différents systèmes travaillent d'arrache-pied pour réguler notre organisme par le biais d'hormones. Le sommeil joue un rôle majeur dans la régulation hormonale. L'être humain possède plus de 50 hormones responsables du maintien de sa santé ("Hormones", n.d.). Examinons-en quelques-unes en particulier :

- **Mélatonine** : la mélatonine est l'une des hormones les plus importantes pour le sommeil, et contrôle en fait plus de 500 gènes de votre corps (Vinall, 2021) ! Elle est d'abord libérée lorsque l'obscurité est ressentie, ce qui explique que nous soyons plus somnolents la nuit. Elle est également libérée pendant le sommeil, ce qui permet de rester endormi.

- **L'hormone de croissance humaine** : Les hormones de croissance sont libérées tout au long de la journée mais atteignent leur maximum pendant le sommeil. Cette hormone est essentielle pour réguler le métabolisme et est particulièrement importante pour la croissance des enfants ("Human Growth Hormone", n.d.). Une étude a montré que les personnes souffrant d'un trouble de stress post-traumatique (TSPT) présentaient des troubles du sommeil qui avaient un impact sur leur taux d'hormone de croissance (Hong, 2015). Cela montre l'impact de l'esprit sur le corps et la façon dont le stress, le sommeil et le métabolisme sont tous interconnectés.

- **Le cortisol** : Bien qu'il soit connu comme l'hormone du stress, le cortisol est impliqué dans la régulation de l'énergie. Le cortisol peut procurer à l'organisme un sentiment de vigilance, ce qui explique qu'il soit lié au stress. Lorsque votre corps perçoit une menace, il déclenche la libération de cortisol, ce qui vous permet d'être plus conscient de votre environnement et prêt à agir. Toutefois, le cortisol est également libéré quotidiennement pour aider à gérer la vigilance. La libération de cortisol diminue la nuit, puis atteint son maximum le matin (Stanborough, 2020).

Comme vous pouvez le constater, les troubles du sommeil peuvent avoir des répercussions sur votre énergie, votre faim et votre niveau de stress. Lorsque les hormones sont perturbées la nuit, cela a un impact sur la journée, et vice versa. Par exemple, si vous êtes trop stressé tout au long de la journée, cela peut entraîner une libération excessive de cortisol, ce qui peut vous empêcher de vous endormir.

Qu'est-ce que la pression du sommeil et l'adénosine ?

L'adénosine est une substance chimique qui régule le rythme du sommeil (Bryan, 2023). Elle détermine la manière dont l'énergie est stockée ou utilisée dans le corps, et contribue également à des fonctions de base telles que la contraction musculaire. Au cours de la journée, l'adénosine s'accumule, tout comme notre désir de dormir. Lorsque nous atteignons un certain niveau d'adénosine dans notre cerveau, nous recevons le signal qu'il est temps d'aller se coucher. Pendant le sommeil, l'adénosine diminue, tout comme notre envie de dormir. L'adénosine et le rythme circadien travaillent ensemble pour soutenir votre cycle de sommeil.

Cela nous aide à comprendre la pression du sommeil et notre capacité à réguler l'énergie tout au long de la journée, et explique pourquoi nous nous sentons plus fatigués au fur et à mesure que la journée avance. Cependant, lorsque ces signaux nous invitant à dormir sont ignorés, cela peut avoir un impact sur le fonctionnement de notre cerveau. C'est pourquoi vous pouvez avoir du mal à vous concentrer lorsque vous travaillez ou étudiez tard dans la nuit. Bien que vous luttiez contre le sommeil, votre corps travaille dur pour vous signaler qu'il est temps de vous reposer.

Pourquoi est-il important de suivre une routine ?

En raison des fluctuations de la lumière sur Terre, des hormones présentes dans notre corps et du passage naturel du temps, notre corps a besoin d'une routine pour fonctionner. Lorsque nos horaires sont déréglés, cela perturbe le fonctionnement de l'organisme.

Pensez à la dernière fois que vous avez appris quelque chose de nouveau. Il s'agissait peut-être d'un nouveau travail ou d'un nouveau loisir. Les premières fois que vous avez essayé, vous avez probablement dû mettre plus d'énergie à vous concentrer et à tout faire correctement. Vous avez vérifié votre travail trois fois et lu les instructions deux fois pour vous assurer que vous faisiez tout correctement. Plus vous procédiez ainsi, plus il devenait facile d'accomplir les tâches.

D'une certaine manière, le corps dépend de ce même type de régulation. Lorsqu'il peut se préparer à tout au cours de la journée et suivre les mêmes schémas, il est plus facile de maintenir l'équilibre hormonal et d'aider les systèmes corporels à fonctionner normalement. Lorsque votre emploi du temps est déréglé ou que vous ne bénéficiez pas d'un sommeil ou d'une alimentation adéquats, votre corps doit dépenser de l'énergie supplémentaire pour compenser ces déficiences, tout en essayant de maintenir une certaine régularité.

Ce phénomène commence à perturber l'ensemble de votre système hormonal, ce qui entraîne un surcroît de stress ou de mauvaises habitudes alimentaires. Il se peut que vous ayez du mal à vous concentrer sur votre travail ou que vous ayez de fortes envies de manger. Si vous manquez le travail ou si vous mangez trop, vous risquez de vous sentir stressé, ce qui perturbera encore plus vos hormones. Vous pouvez vous sentir fatigué et essayer de dormir davantage, mais cela ne fait que perturber votre sommeil et aggraver le stress.

Quelques nuits de mauvais sommeil ici et là ne sont pas la fin du monde - le corps est résilient et peut s'adapter. Cependant, lorsque l'irrégularité est la norme, elle crée un cycle de déséquilibre qui contribue à une mauvaise santé.

Combien de temps dois-je dormir ?

Avant de créer une routine de sommeil parfaite, la dernière chose à garder à l'esprit est le nombre d'heures de sommeil que vous devriez réellement avoir. Vous vous souvenez des cycles de sommeil évoqués dans le dernier chapitre ? Chaque nuit, le corps a besoin de passer par plusieurs cycles, chacun d'entre eux durant environ 90 minutes. Il est recommandé d'avoir au moins quatre et jusqu'à six cycles de sommeil par nuit. Les adultes devraient donc s'efforcer de dormir au moins sept heures par nuit, mais neuf heures peuvent également être bénéfiques.

L'organisme de chacun étant différent, vous seul pouvez déterminer la durée de sommeil qui vous convient le mieux. Commencez par huit heures, et si vous avez un emploi du temps chargé, essayez de réduire cette durée à sept heures. Si vous estimez que huit heures ne suffisent pas, essayez d'en obtenir neuf et observez comment vous vous sentez en fonction des différents horaires.

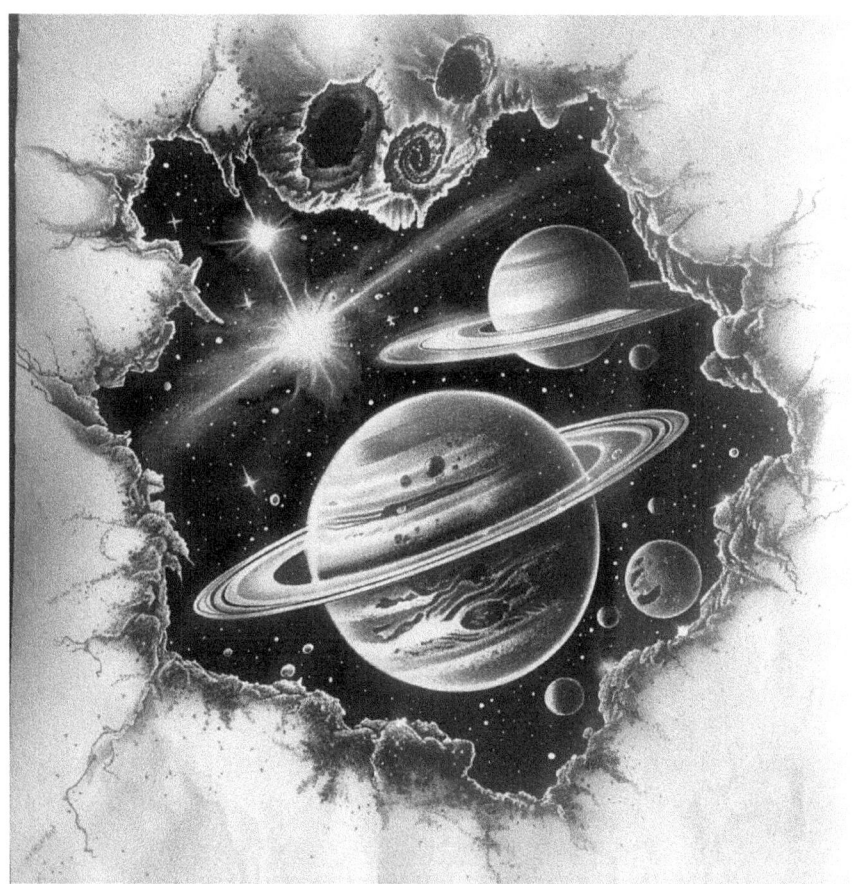

Créer une routine de sommeil

Créer une routine de sommeil solide ne consiste pas seulement à s'endormir et à se réveiller à la même heure. Ce que nous faisons tout au long de la journée, avant de nous coucher et après nous être réveillés peut avoir un impact sur la qualité de notre sommeil. En permettant à vos tâches, habitudes et exigences quotidiennes de s'inscrire dans un programme structuré, il devient plus facile de maintenir une routine qui favorise une santé totale.

Organiser sa journée est un moyen efficace de réduire le stress et le sentiment d'accablement. Vous trouverez ci-dessous un guide qui vous aidera à comprendre les éléments importants de votre routine, ce qui vous permettra de construire un emploi du temps qui correspond à vos besoins fondamentaux.

Élément de routine	Conseils et orientations
Heure de réveil	L'heure à laquelle vous vous réveillez le matin dépend de votre emploi du temps. Il est important de tenir compte de l'inertie du sommeil. Au réveil, nous nous sentons souvent fatigués et groggy, le temps que notre esprit s'adapte. Cette période peut durer de 15 minutes à une heure (Pacheco, 2024a). Accordez-vous au moins une heure pour vous préparer le matin afin de ne pas devoir vous plonger immédiatement dans le travail. Par exemple, si vous devez pointer à 9 heures, ne vous attendez pas à sortir du lit à 8h30 et à vous précipiter vers la porte. Donnez à votre corps et à votre esprit le temps de s'adapter, ainsi que du temps supplémentaire pour faire certaines des choses mentionnées ci-dessous, et vous verrez que vous deviendrez plus productif. Maintenez une heure de réveil régulière chaque matin afin de favoriser la régulation et la cohérence de l'organisme.
Exposition à la lumière du matin	La recherche montre que l'exposition à la lumière naturelle pendant la journée aide à réguler l'horloge interne de notre corps, favorisant un meilleur sommeil nocturne, et pourrait même avoir des effets antidépresseurs (Blume, 2019). Si vous prenez le temps de vous exposer à la lumière naturelle le matin, vous favorisez l'éveil et donnez à votre corps un signal vital qu'il est temps de se réveiller - et vous pourriez vous retrouver plus alerte. Pendant les mois d'hiver, une boîte à lumière peut vous aider à vous réveiller et à gérer votre rythme circadien. Il s'agit de lampes spécialement conçues pour stimuler la vigilance et traiter les troubles du sommeil. Dirigez le faisceau lumineux vers vous pendant vos activités matinales pour vous donner un léger regain d'énergie et réguler votre rythme circadien. Prenez votre café ou votre thé du matin à l'extérieur et laissez le soleil vous caresser le visage. Ouvrez les rideaux au réveil et envisagez de faire une promenade matinale. L'ajout d'un élément d'exposition à la lumière naturelle à votre routine quotidienne le matin peut avoir de nombreux avantages.

Activité physique le matin	Comme nous l'avons mentionné, le cortisol est libéré le matin, ce qui vous donne un sentiment de vigilance. Cela vous donne un regain d'énergie, idéal pour pratiquer une activité physique le matin. Cette activité peut contribuer à réduire le stress et l'anxiété et à favoriser la régulation hormonale. Vous vous sentirez également accompli et confiant pour affronter la journée après avoir effectué une petite séance d'entraînement le matin ! À la fin du chapitre, vous trouverez des types d'activités physiques spécifiques à essayer.
Rituel du matin	Il peut être utile d'instaurer un rituel matinal pour aider à réguler l'humeur. Pensez par exemple à tenir un journal, qui vous permet d'exprimer vos pensées et de réduire le stress dès le matin. Le travail sur la respiration peut également aider à réguler votre système pour le reste de la journée. Des conseils plus holistiques seront abordés plus loin dans le livre, mais il est important d'envisager certaines de ces approches dès maintenant afin de commencer à réfléchir à la création de votre propre rituel matinal. Cela vous donne une raison de vous réjouir et vous aide à commencer la journée de manière positive. Si vous vous donnez suffisamment de temps pour vous réveiller et vous adapter chaque matin, vous serez peut-être plus productif et plus efficace que si vous vous précipitiez à la dernière minute pour aller travailler.
Premier repas	Comme notre métabolisme dépend fortement des hormones et du sommeil, vous vous demandez peut-être quel est le meilleur moment pour prendre votre premier repas. Selon certains experts, il est important de manger dans l'heure qui suit le réveil ("The Best", 2023). Cela peut fournir de l'énergie à votre corps et donner un coup de fouet à votre métabolisme pour une meilleure digestion. Sauter le petit-déjeuner peut entraîner une faim excessive, ce qui peut stresser l'organisme. Cependant, ce phénomène peut varier d'une personne à l'autre, il est donc préférable d'observer la réaction de son propre corps.

Coupure d'alimentation en caféine	Limitez votre consommation de caféine à partir d'un certain moment dans votre emploi du temps, car elle peut nuire à l'endormissement ultérieur. Selon Matthew Walker, professeur de neurosciences et de psychologie à l'université de Californie à Berkeley, fondateur et directeur du Center for Human Sleep Science, le quart de vie moyen de la caféine est de 12 heures (Walker, n.d.). Cela signifie que 12 heures après la consommation de caféine, un quart de cette caféine circule encore dans l'organisme ! Même si vous pouvez encore vous endormir après votre cola au dîner ou votre café au dessert, cela peut perturber votre sommeil profond. Si possible, supprimez la caféine 12 heures avant de vous coucher, c'est-à-dire que si vous voulez vous endormir à 23 heures, n'en consommez pas après 11 heures. Passez à des boissons sans caféine et envisagez des alternatives à faible teneur en caféine pour le matin, comme le thé vert plutôt que le café. Si vous vous sentez somnolent au cours de la journée, essayez de vous hydrater davantage en buvant de l'eau ou un fruit hydratant comme une pomme. Cela pourrait stimuler votre énergie et vous aider à terminer votre travail afin de pouvoir vous coucher à une heure convenable.
Dernier repas	Évitez les repas lourds à l'approche de l'heure du coucher qui pourraient provoquer une gêne ou une indigestion pendant la nuit. Certaines positions de sommeil peuvent provoquer des brûlures d'estomac ou des problèmes de digestion, entraînant des maux d'estomac le matin ou l'obligation de se lever pour aller aux toilettes au milieu de la nuit. Pour favoriser une meilleure digestion, il est préférable de dormir sur le côté gauche et avec la tête surélevée et d'éviter de dormir sur le ventre (Chesak, 2023). La nourriture fournit également de l'énergie à l'organisme, c'est pourquoi les repas pris trop près du coucher peuvent entraîner une vigilance inutile. Une bonne règle à suivre est d'arrêter de manger trois heures avant de se coucher (Peters, 2023).

Activité physique nocturne	Selon l'emploi du temps de certaines personnes, le meilleur moment pour faire de l'exercice peut être plus tard dans la nuit. Cependant, si l'exercice a lieu trop tard ou près de l'heure du coucher, cela peut affecter votre sommeil en raison de l'augmentation des niveaux d'adrénaline. L'adrénaline, comme le cortisol, aide le corps à rester alerte, ce qui est nécessaire pour faire de l'exercice. Lorsque vous faites de l'exercice le soir, choisissez une activité un peu moins intense, comme des étirements. Cependant, même lors d'exercices plus légers, la sensibilité à l'insuline est améliorée (Everett, 2013). La sensibilité à l'insuline fait référence à la capacité de l'organisme à gérer la glycémie, un élément important de la santé du sommeil. Lorsque les muscles utilisent le sucre sanguin pendant les contractions induites par l'exercice, le glucose est contrôlé. Cet aspect est important car les recherches montrent qu'une glycémie élevée est corrélée à un sommeil de moins bonne qualité (Pacheco, 2023). En outre, il a été prouvé que des exercices moins intenses qui n'augmentent pas l'adrénaline améliorent la qualité du sommeil et renforcent "la réaction de relaxation" (DiNardo, 2020).
Dernière hydratation	Limitez la consommation de liquides à l'approche du coucher si les mictions nocturnes perturbent votre sommeil. Le corps peut assimiler les liquides en cinq minutes seulement (Tinsley, 2023), mais cela peut prendre plus de temps en fonction de la quantité et d'autres facteurs. Évitez de boire des quantités excessives d'eau dans l'heure qui précède le coucher et ne prenez que de petites gorgées pour étancher votre soif jusqu'à ce moment-là.

Blue Light Cut Off	Comme indiqué précédemment, la lumière peut perturber considérablement votre sommeil. C'est pourquoi il faut éviter les écrans au moins une heure avant le coucher pour limiter l'exposition à la lumière bleue. La lumière bleue est la lumière émise par les appareils électroniques tels que les téléphones, les tablettes et les écrans de télévision. Cette lumière simule la lumière du soleil, ce qui rend notre corps plus alerte et a un impact sur notre rythme circadien et nos hormones. Il est essentiel de réduire l'utilisation du téléphone avant le coucher pour empêcher le noyau suprachiasmatique de libérer du cortisol en raison de la "lumière de longueur d'onde bleue des appareils à LED" (Rosen, 2015). En outre, la lumière bleue bloque la libération de mélatonine (Salamon, 2022). Si vous devez utiliser un écran, par exemple pour un travail posté proche de la nuit, envisagez d'utiliser un bloqueur de lumière bleue sur l'ordinateur qui s'allume automatiquement, comme f.lux. Cela peut également vous rappeler qu'il est temps d'éteindre l'écran. Si vous utilisez votre téléphone, profitez du mode nuit pour changer d'écran. Évitez d'utiliser votre téléphone portable trop près de l'heure du coucher et tenez-le éloigné de l'endroit où vous dormez pour éviter toute tentation. Au lieu de cela, envisagez de lire ou de pratiquer une activité peu stressante, comme le tricot, pour vous occuper l'esprit pendant que votre corps se prépare à dormir.
Temps de repos	Tout comme le rituel du matin, il est également important d'introduire une routine nocturne qui vous aidera à vous détendre avant d'aller au lit. Pensez à écouter un livre audio ou un podcast qui ne soit pas trop excitant. En outre, utilisez un minuteur automatique pour arrêter la lecture au bout d'environ 15 minutes. C'est assez long pour écouter quelque chose et arrêter de trop penser, mais ce n'est pas non plus trop excitant pour vous tenir éveillé jusqu'au prochain chapitre ! Envisagez la fiction, car le contenu peut être plus "discret" et permet d'éviter d'entrer dans le mode de réflexion ou de résolution de problèmes de la non-fiction. Il est important d'avoir un rituel pour terminer la journée afin que votre esprit ne soit pas occupé à penser aux stress de la veille et aux craintes du lendemain.

Réduire le stress nocturne	Quoi que vous fassiez, assurez-vous de planifier à l'avance afin que quelque chose ne vous vienne pas à l'esprit plus tard dans la nuit, ce qui vous obligerait à rester debout quelques heures de plus pour terminer la tâche. Utilisez la visualisation positive du lendemain pour vous préparer à la réussite. Si vous vous dites : *"Je ne peux vraiment pas faire tout le travail que j'ai à faire demain ; c'est tellement accablant"*, cela vous stresse la nuit, perturbe votre sommeil et vous empêche de travailler le lendemain. Si, au contraire, vous vous dites : *"Je m'en occupe ! Demain sera peut-être chargé, mais je sais que j'arriverai à tout faire*, cela peut vous aider à adopter un état d'esprit plus positif et stimulant. La visualisation positive vous permettra d'arrêter de trop penser et de vous sentir plus motivé le lendemain. Réduisez le stress de manière holistique en utilisant des méthodes telles que la respiration, la tenue d'un journal et les bains chauds avant le coucher (voir le chapitre 5 pour plus de détails). Essayez d'écouter de la musique apaisante ou des sons de la nature avant de vous coucher dans le cadre de votre routine de relaxation. Au lieu de stimuler le cortisol, favorisez un environnement qui régule vos hormones avant de vous coucher, ce qui favorisera un sommeil plus profond.
Temps de sommeil	Tout comme pour le réveil, choisissez une heure à laquelle vous pouvez vous endormir tous les soirs. Veillez à ce que votre routine nocturne commence avant l'heure à laquelle vous souhaitez vous endormir. Par exemple, vous devez peut-être vous réveiller à 7 heures pour avoir le temps de faire de l'exercice, de préparer le petit-déjeuner et de vous préparer pour le travail. Cela signifie que vous devez être endormi au plus tard à 12 heures. Dans cette situation, vous devriez être au lit, sous les couvertures et prêt à vous endormir à 23 h 40, car il faut 15 à 20 minutes pour s'endormir (Rausch-Phung & Rehman, 2023). Essayez de vous donner une heure pour vous endormir, car si vous parvenez à vous endormir en seulement 10 minutes, vous vous accordez encore plus de temps de sommeil.

Essayez de maintenir un horaire de sommeil cohérent, même pendant les week-ends. On pense souvent que les week-ends sont l'occasion de rattraper le sommeil, mais si vous maintenez une routine de sommeil saine tout au long de la semaine, vous n'aurez pas besoin de rattraper le temps perdu ! Utilisez le temps supplémentaire dont vous disposez le matin pour vous consacrer à vos passions et à vos projets personnels et pour vous détendre au lieu de passer vos matinées à faire la grasse matinée. Si vous avez besoin de rattraper votre retard, prévoyez une sieste le week-end pendant que vous essayez d'établir la régularité de votre horaire de sommeil. Pour d'autres conseils sur la sieste, voir le chapitre 5!

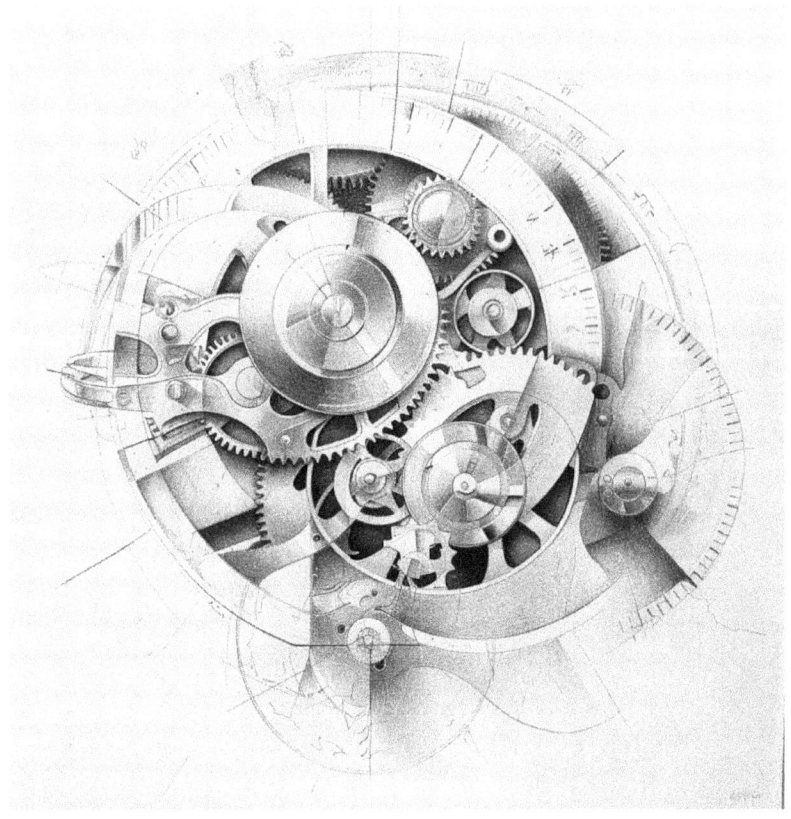

Votre modèle de routine

Maintenant que vous avez pris le temps de comprendre les éléments de votre routine, vous pouvez élaborer votre propre horaire de sommeil idéal. Vous trouverez ci-dessous un modèle vide que vous pourrez utiliser pour vous assurer que votre journée est parfaite pour favoriser un sommeil sain.

La première colonne comprend l'élément de routine dont nous avons parlé. La colonne du milieu vous permet d'inscrire l'heure à laquelle vous avez l'intention de le faire, ce qui vous aide à planifier à l'avance. Enfin, la dernière colonne vous permet d'inscrire les tâches à effectuer ou les notes. Par exemple, pour l'heure du réveil, vous pouvez noter que vous allez prendre une douche ou sortir le chien avant l'heure. Dans la case réservée à l'arrêt de la caféine, vous pouvez écrire un rappel pour siroter une tisane ou remplir votre bouteille d'eau afin de favoriser l'hydratation. Vous pouvez copier ce modèle et l'utiliser quotidiennement pour noter les repas et d'autres rappels importants afin d'assurer une cohérence quotidienne.

Agir pendant la journée

Il y a beaucoup de choses que vous pouvez faire pendant la journée pour favoriser un meilleur sommeil la nuit. Vous trouverez ci-dessous quelques outils et conseils supplémentaires pour vous aider à tirer le meilleur parti de votre routine quotidienne.

Modèle de suivi du sommeil et de l'alimentation

Pour identifier les problèmes susceptibles d'affecter la qualité de votre sommeil, l'utilisation d'un modèle de suivi du sommeil et de l'alimentation permet de mettre en évidence des schémas afin de résoudre les problèmes. Vous trouverez ci-dessous un modèle qui vous permet de savoir comment vous vous sentez tout au long de la journée, ce qui vous permet d'établir des corrélations entre vos habitudes et votre santé.

Élément de routine	L'heure	Tâches ou notes
Heure de réveil	__:__	
Exposition à la lumière du matin	__:__	
Activité physique le matin	__:__	
Rituel du matin	__:__	
Premier repas	__:__	
Arrêt de la caféine	__:__	
Dernier repas	__:__	

Activité physique nocturne	__:__	
Dernière hydratation	__:__	
Coupure de la lumière bleue	__:__	
Temps de descente	__:__	
Réduire le stress nocturne	__:__	
Temps de sommeil	__:__	

Date : _____	Période de temps	Sentiments (physique)	Sentiments (émotionnels)
Quand je me suis réveillé			
Combien de temps a-t-il fallu pour se réveiller ?			
Ce que j'ai mangé et bu au petit-déjeuner			
Les facteurs de stress du matin			
Ce que j'ai mangé et bu au déjeuner			

Les facteurs de stress de l'après-midi			
Ce que j'ai mangé et bu au dîner			
Facteurs de stress nocturnes			
Combien de temps a-t-il fallu pour s'endormir ?			
A quelle heure je me suis endormi			

Guide de l'activité physique

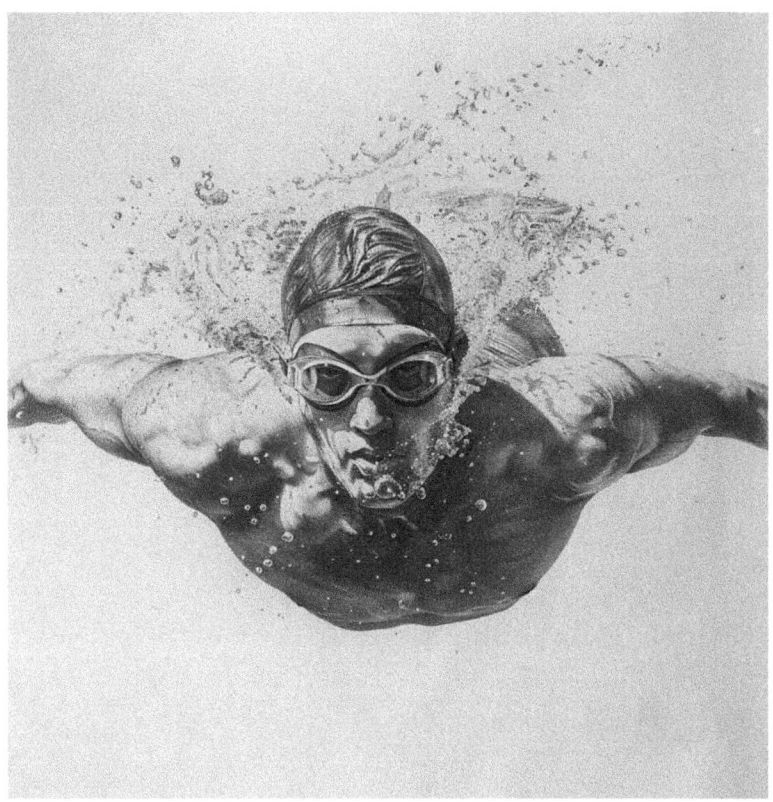

Différents types d'exercices peuvent avoir un impact différent sur le corps. Vous trouverez ci-dessous quelques exercices à considérer en fonction du moment où ils devraient idéalement être effectués. L'impact, l'intensité et l'énergie requise diffèrent d'un exercice à l'autre. Intégrez-les dans votre journée au bon moment pour obtenir les meilleurs résultats !

Pour les exercices du matin

- marche/course
- natation
- pilates
- entraînement musculaire

Faire de l'exercice le matin est un excellent moyen de faire circuler le sang et de donner un coup de fouet à votre énergie pour la journée. Choisissez des exercices qui vous permettent de vous sentir alerte et prêt à affronter la journée !

Pour l'exercice nocturne

- le yoga (mouvements à faible impact)
- marche (rythme lent)
- exercices de résistance (sans poids)
- relaxation musculaire progressive

Ce qu'il faut retenir de l'exercice nocturne, c'est qu'il doit être lent et intuitif. Concentrez-vous sur la respiration et la relaxation et relâchez les étirements et les mouvements plutôt que de vous pousser trop fort.

Chapitre 3 :
Rester endormi - Gérer ce qui vous tient éveillé

Une fois que vous avez trouvé la routine idéale et que vous prenez les bonnes mesures pour vous reposer avant de vous coucher, il est important de déterminer quels sont les aliments, les habitudes et les autres éléments de votre vie qui vous empêchent de dormir.

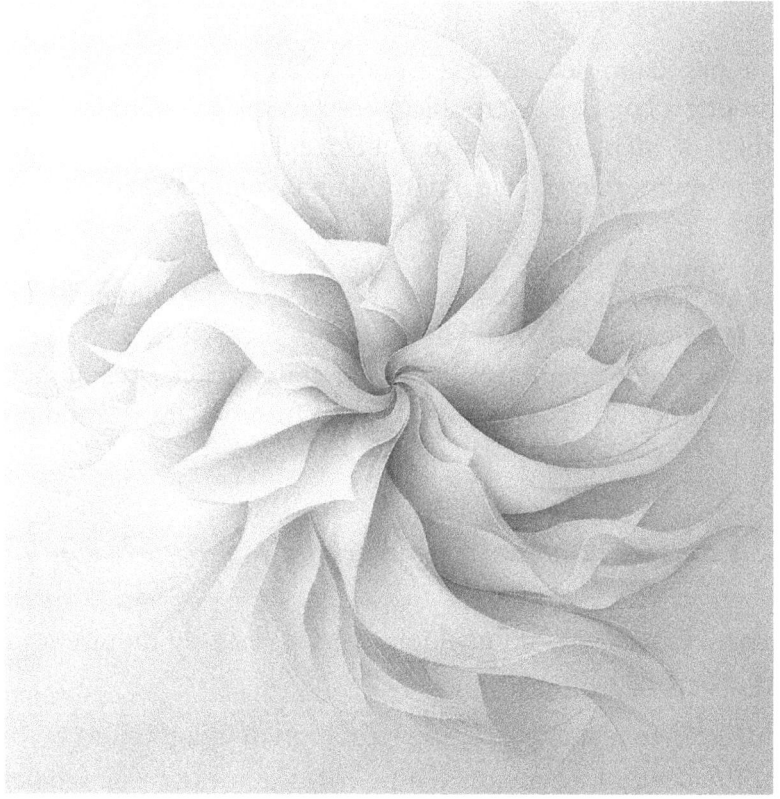

Sommeil en pleine santé

Connaître la science du sommeil est une base importante pour obtenir un repos plus profond, mais au-delà de cela, il est bon d'examiner certains aspects plus pratiques de la vie quotidienne qui peuvent entraver votre sommeil.

Quel est l'impact de mon alimentation sur le sommeil ?

Tout ce que nous introduisons dans notre corps passe par notre système digestif, qui s'efforce de filtrer les différents éléments que nous lui apportons. C'est pourquoi tout ce que nous consommons peut avoir un impact sur l'organisme. Les vitamines et les minéraux que nous apportons, ou que nous n'apportons pas, sont chargés de nous nourrir de l'intérieur. En outre, ce que nous mangeons a un impact sur notre santé tout au long de la journée. Si vous ne fournissez pas suffisamment de nutriments à votre corps, vous pouvez présenter d'autres symptômes qui ont un impact sur vos hormones.

Il n'y a pas toujours de corrélation claire entre ce que nous consommons et la façon dont nous dormons (par exemple, la caféine peut induire une vigilance plus rapide). C'est pourquoi il est important d'examiner comment les choses que nous introduisons dans notre corps peuvent contribuer à divers aspects de notre santé.

Quels sont les aliments les plus néfastes pour le sommeil ?

S'il est important de ne pas diaboliser certains aliments, il est tout aussi crucial d'examiner comment notre alimentation peut être à l'origine de troubles du sommeil. Les aliments épicés, gras et sucrés sont les pires pour le sommeil, de même que tout ce qui est caféiné. Comme indiqué précédemment, il est important de ne plus consommer de caféine à partir d'un certain moment afin de réduire l'état d'éveil à l'approche du coucher.

Les aliments sucrés et gras peuvent également provoquer des pics d'énergie en raison de l'augmentation du taux de sucre dans le sang. Si vous vous laissez tenter, essayez de faire quelques étirements légers pour utiliser une partie du sucre sanguin et induire la somnolence. Les aliments épicés ou les repas copieux peuvent également perturber votre digestion en provoquant des indigestions ou des brûlures d'estomac.

Quels sont les aliments qui favorisent le mieux le sommeil ?

Les aliments qui favorisent le sommeil ont quelques composants qui induisent une meilleure régulation de l'énergie et de l'éveil, tels que

- **Magnésium** : Il a été constaté qu'une augmentation du magnésium favorise le sommeil (Wilson, 2018). Privilégiez les aliments comme les légumes verts à feuilles. Pour en savoir plus sur le magnésium, consultez l'annexe pour des lectures complémentaires.

- **Mélatonine** : les aliments riches en mélatonine favorisent l'endormissement. Les pistaches contiennent de la mélatonine, ce qui en fait un en-cas utile pour la nuit.

- **Tryptophane** : le tryptophane est bon pour réguler l'humeur et contribue à la production de sérotonine et de mélatonine dans l'organisme, deux hormones essentielles pour la gestion du sommeil (Summer, 2024a). Les viandes maigres, comme le poulet, la dinde et le poisson, sont riches en tryptophane. Consultez le tableau à la fin de ce chapitre pour découvrir d'autres aliments favorisant le sommeil !

- **Glucides** : Les aliments riches en glucides peuvent augmenter "l'absorption du tryptophane par le cerveau (Benton, 2022)". Assurez-vous simplement qu'il s'agit de glucides dont l'indice glycémique est faible à moyen afin d'éviter les pics et les chutes de sucre dans le sang. Pour en savoir plus sur la glycémie et la santé cérébrale, consultez l'annexe.

Il ne s'agit là que de quelques éléments à prendre en compte lors du choix des collations ou des repas à l'approche du coucher. Vous trouverez ci-dessous un tableau plus détaillé des aliments à consommer et de ceux à éviter.

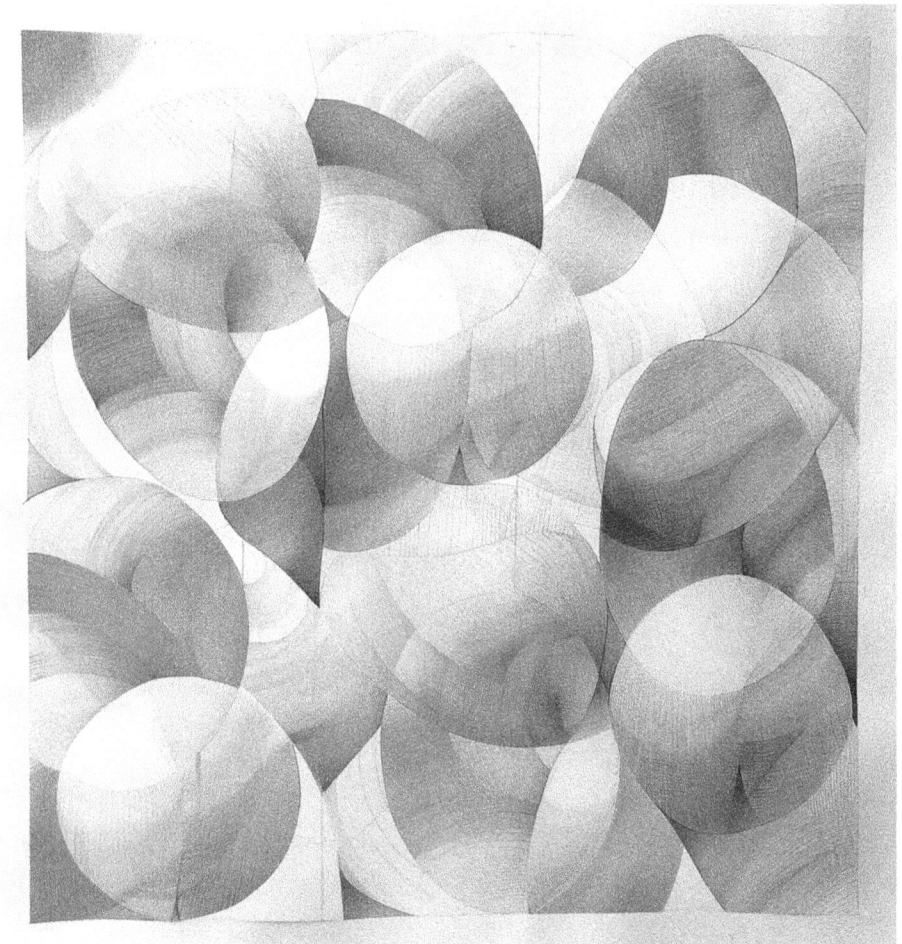

Pourquoi est-il si difficile de se réveiller le matin ?

Les difficultés à se réveiller le matin peuvent perturber votre routine. Vous vous demandez peut-être pourquoi il vous est si difficile de vous réveiller et de sortir du lit. Il est facile pour certains de dormir trop longtemps, et le bouton "snooze" des alarmes rend la chose encore plus facile ! Tout d'abord, il est important de déterminer si vous avez un sommeil profond et réparateur chaque nuit. Si ce n'est pas le cas, il se peut que votre corps ait besoin de plus de sommeil, ce qui rendra votre lever plus difficile le matin.

Ensuite, demandez-vous s'il existe des habitudes qui vous empêchent de sortir du lit, comme le fait de vous coucher trop tard sur des appareils électroniques. Par exemple, si vous vous retrouvez à utiliser les médias sociaux lorsque vous êtes au lit, vous pourriez découvrir que vous essayez de dormir plus tard pour rattraper le temps perdu la nuit. En outre, si vous avez un emploi du temps qui vous oblige à commencer à travailler immédiatement, il peut être difficile pour votre esprit fatigué et vulnérable de trouver la motivation nécessaire pour commencer, ce qui fait que vous vous couchez plus tard comme une forme de procrastination.

Outre les habitudes, il peut y avoir quelque chose de physique dans votre corps, comme un équilibre hormonal ou un type d'alimentation qui vous empêche d'avoir un sommeil réparateur. Ce n'est pas toujours ce que nous faisons le matin, mais plutôt ce qui se passe la nuit qui peut nous empêcher de sortir du lit.

Quelles sont les causes de l'insomnie ?

Parfois, les perturbations les plus importantes sont les troubles du sommeil, tels que l'insomnie. L'insomnie peut être causée par de nombreux facteurs différents, tels que (Suni, 2024c) :

- l'excitation physiologique à des moments non désirés
- l'histoire de la famille
- l'âge et le sexe
- les troubles de la santé mentale
- augmentation du cortisol

L'insomnie se caractérise par ("Insomnia", n.d.) :

- difficultés à s'endormir
- difficulté à rester endormi
- somnolence diurne

La thérapie cognitivo-comportementale (TCC) est une méthode utile pour gérer l'insomnie. La TCC met l'accent sur la corrélation entre les pensées et le comportement, en se concentrant sur la restructuration des habitudes mentales pour obtenir des résultats plus favorables. Cette approche fondée sur des données probantes vise à réduire les pensées perturbatrices et à favoriser la pleine conscience. Voici quelques techniques basées sur la TCC pour aider à lutter contre l'insomnie :

- méditation
- exercices de respiration
- relaxation musculaire progressive

Vous trouverez plus d'informations sur la façon de commencer ces pratiques dans l'annexe ! Si, après la mise en œuvre de ces pratiques, vous ne constatez pas d'amélioration de l'insomnie et de la santé du sommeil, il est important de consulter un professionnel afin d'écarter les conditions sous-jacentes potentielles qui induisent l'insomnie (Newsom, 2024b).

Dépannage des troubles du sommeil

N'oubliez pas que la quantité et la qualité de votre sommeil ne sont pas les seules choses qui comptent : visez des cycles de sommeil profond ininterrompus. Vous trouverez ci-dessous quelques conseils pour surmonter les principaux troubles du sommeil auxquels vous pouvez être confronté.

Santé du sommeil et autres

Ce n'est pas toujours ce qui se passe dans votre corps qui affecte votre sommeil, mais les facteurs perturbateurs qui vous entourent, comme les enfants et les animaux domestiques. Utilisez ces conseils pour vous aider à résoudre les problèmes qui vous empêchent de dormir.

Animaux de compagnie	<ul><li>Les animaux domestiques ont des rythmes circadiens différents de ceux des humains, en particulier les félins qui sont crépusculaires et plus actifs à l'aube et au crépuscule ("Cat", n.d.). Pour cette raison, faites de votre mieux pour éviter de garder votre animal de compagnie dans la même pièce que vous.</li><li>Au début, cela peut s'avérer difficile, car vous aimez peut-être vous endormir avec eux, ou ils peuvent vous manquer la nuit et vous déranger en grattant ou en gémissant à la porte.</li><li>Pour faciliter la transition, veillez à ce qu'il ait suffisamment d'activité physique pendant la journée en jouant avec lui ou en l'emmenant en promenade. Cela peut les aider à mieux dormir la nuit.</li><li>Si vous ne pouvez pas les séparer de votre environnement de sommeil, encouragez-les au moins à dormir sur le sol plutôt que dans votre lit afin de ne pas vous réveiller à cause de leurs mouvements tout au long de la nuit.</li></ul>

Les enfants

- Les enfants ont besoin d'une routine solide pour se développer correctement. Si votre enfant vous réveille tout au long de la nuit, il est important de mettre en place des rituels de coucher adaptés aux vôtres afin de l'encourager à rester endormi si vous dormez à deux. Si vous passez du cosleeping au sommeil ou si vous voulez l'éviter, il peut être utile d'établir des rituels de coucher solides.

- Utilisez les mêmes conseils tout au long du livre pour aider votre enfant à mieux dormir que ceux que vous utilisez pour vous-même, tels que les facteurs environnementaux pour leur chambre à coucher dans le chapitre 4 à venir.

- Tout comme vous le faites avec vos animaux de compagnie, veillez à ce que vos enfants aient une activité physique suffisante tout au long de la journée pour les encourager à dormir plus longtemps la nuit, et choisissez des aliments riches en nutriments plutôt que des sucreries pour éviter les pics d'énergie.

- La pratique et la patience sont essentielles pour établir une routine. Cela peut prendre un certain temps pour s'adapter complètement, mais avec des limites et des rituels importants, votre enfant trouvera un rythme de sommeil sain.

Partenaires agités ou ronflants	- Les partenaires qui se tournent et se retournent pendant la nuit peuvent perturber ceux qui partagent leur lit, surtout si l'autre personne a le sommeil léger. Utilisez les conseils de ce livre avec votre partenaire pour qu'il puisse trouver de l'aide tout comme vous ! - Invitez-le à se joindre à vous pour une promenade nocturne, ou passez un peu de temps avant de vous coucher pour décompresser avec lui et parler de vos pensées et de vos sentiments. Il se peut qu'ils soient agités la nuit pour des raisons émotionnelles. Partager vos sentiments est donc un excellent moyen de vous rapprocher et de surmonter les perturbations. - S'ils continuent à perturber votre sommeil, il est peut-être temps de les encourager à demander une aide professionnelle. Une étude du sommeil pourrait permettre d'identifier les problèmes qui les empêchent de dormir. - En cas d'échec, envisagez des lits séparés. Vous pouvez utiliser deux lits jumeaux poussés l'un contre l'autre, ou une chambre séparée si votre partenaire a des problèmes de ronflement. Le ronflement peut souvent être le signe de quelque chose d'autre, comme l'apnée du sommeil. Si le ronflement est si perturbant, encouragez votre partenaire à consulter un professionnel afin d'exclure toute pathologie sous-jacente. Si vous ne voulez pas utiliser des lits séparés, vous pouvez au moins utiliser des draps et des couvertures séparés sur le dessus du lit pour éviter les perturbations.

Horaires différents	- Si vous et votre partenaire avez des horaires différents, par exemple si l'un travaille de nuit et l'autre le matin, cela peut perturber vos habitudes de sommeil à tous les deux. - Pour commencer, préparez vos vêtements la veille afin qu'un partenaire ne dérange pas l'autre en fouillant dans les tiroirs et les placards. Préparez les repas et préparez tout avant l'heure du coucher pour qu'aucun des partenaires ne soit réveillé par d'autres bruits dans la maison. - Utilisez des masques de sommeil et des machines à bruit pour étouffer les sons et la lumière que l'autre partenaire pourrait être amené à utiliser pour se préparer le matin. - Utilisez une veilleuse ou une ampoule réglable pour éclairer plus doucement les salles de bains et les couloirs à l'extérieur de la chambre à coucher afin de réduire les perturbations.

Rappels sur le stress

Les troubles occasionnels du sommeil peuvent ne pas avoir de causes sous-jacentes graves et être simplement temporaires. Évitez de vous inquiéter outre mesure des réveils au milieu de la nuit s'ils se produisent occasionnellement ou au début, lorsque vous êtes encore en train de travailler sur votre sommeil. Lorsque vous vous réveillez au milieu de la nuit, cessez de paniquer ! Cela ne fera qu'alerter davantage votre cerveau en provoquant un stress inutile. Il arrive à tout le monde d'avoir des nuits agitées de temps en temps. Ne laissez pas une mauvaise nuit vous rendre anxieux à l'idée de ne pas bien dormir à l'avenir.

Voici quelques conseils pour vous aider à réduire le stress et les inquiétudes liés aux troubles du sommeil :

- Évitez de regarder l'horloge, car cela peut augmenter le niveau de stress lorsque vous essayez de vous endormir. Si vous étiez censé dormir à 22 heures et que minuit approche, ce n'est pas grave ! Il se peut que vous ayez mal dormi une nuit, mais ne laissez pas cela perturber tout votre emploi du temps.

- Si vous vous réveillez au milieu de la nuit, résistez à l'envie de consulter votre téléphone. La lumière peut stimuler l'éveil. Si vous souhaitez consulter les médias sociaux pour vous distraire du stress, il est probable que cela ne fera que l'aggraver et retardera votre capacité à vous endormir.

- Ne restez pas au lit si vous ne parvenez pas à vous endormir au bout de 20 minutes. Levez-vous et faites quelque chose de relaxant jusqu'à ce que vous vous sentiez à nouveau somnolent. Si vous restez allongé et que vous paniquez, vous risquez de vous inquiéter davantage. Il peut donc être utile de sortir du lit et de vous distraire avec quelque chose (autre que votre téléphone). Envisagez une activité productive et légère, comme plier une brassée de linge ou préparer votre tenue pour le lendemain.

- Utilisez la visualisation positive et les affirmations pour vous aider à arrêter de vous inquiéter et à vous préparer pour la journée à venir. De petits moments de réconfort vous permettront de vous détendre et de vous concentrer afin de surmonter vos pensées les plus paniquées. Les rappels positifs peuvent inclure des phrases telles que :

    o Je vais bien et je me sentirai bien demain.

    o Ce n'est pas grave de manquer un peu de sommeil. Je me sens juste nerveuse à propos de demain, mais j'irai bien à la fin de la journée.

    o Je n'ai besoin de me concentrer sur rien d'autre que de me détendre.

    o Mon esprit vagabonde, mais c'est normal à cette heure de la nuit. Mon anxiété va bientôt disparaître.

Stimulants courants

Les principaux stimulants qui peuvent vous empêcher de dormir sont l'alcool, la caféine et la nicotine.

Alcool	Caféine	Nicotine
L'alcool peut provoquer une somnolence initiale, mais il peut perturber le sommeil plus tard dans la nuit. Plus vous buvez, plus vous risquez de constater des troubles du sommeil. Limitez votre consommation d'alcool au moins trois heures avant de vous coucher (Bryan, 2024c).	La caféine peut masquer la somnolence et donner un sentiment de vigilance, mais en réalité, elle ne fait que bloquer l'adénosine (Pacheco, 2024b). Il est préférable d'éviter la caféine au moins 8 heures avant le coucher, mais de préférence 12 heures.	Fumer, mâcher et vaper du tabac sont toutes des formes préjudiciables de consommation de nicotine qui ont une myriade d'effets négatifs sur la santé, l'un d'entre eux étant un mauvais sommeil. Les fumeurs sont 50 % plus susceptibles de souffrir de troubles du sommeil (Newsom, 2023). Évitez de consommer de la nicotine, mais surtout quatre heures avant de vous coucher.

Guide alimentaire pour le sommeil

Ne changez pas votre programme à cause d'une nuit agitée. Restez sur la bonne voie et rappelez-vous que tout ira bien bientôt. Il vaut mieux passer une nuit agitée et la surmonter rapidement que de perturber toute la semaine en essayant de rattraper une nuit de sommeil manquée.

Manger	Les bénéfices du sommeil
Camomille	<ul><li>Cette plante est connue pour avoir de légères propriétés tranquillisantes, ainsi que pour réduire les hormones induisant le stress (Gupta, 2010).</li><li>Buvez du thé à la camomille avant de vous coucher pour ressentir les bienfaits de ce puissant remède naturel (veillez simplement à boire de petites quantités en début de soirée pour éviter de vous réveiller pour uriner tout au long de la nuit).</li></ul>
Kiwi	<ul><li>Des études montrent que la consommation de kiwis peut contribuer à un sommeil de meilleure qualité (Suni, 2024b).</li><li>Mangez du kiwi une heure avant de vous coucher pour profiter des propriétés antioxydantes de ce fruit flou.</li></ul>
Protéines maigres	<ul><li>De nombreux types de protéines maigres contiennent du tryptophane, qui est important pour la création de sérotonine et de mélatonine dans le cerveau (Sheikh, 2023).</li><li>Choisissez des protéines d'origine végétale comme les légumineuses ou le tofu pour votre dernier repas de la journée.</li></ul>
Noix/graines	<ul><li>De nombreux fruits à coque et graines sont riches en magnésium, utile pour induire la somnolence et réguler les fonctions cognitives tout au long de la journée.</li><li>Choisissez des noix comme les amandes, les noix et les pistaches (Suni, 2024b).</li></ul>
Feuilles vertes	<ul><li>De nombreux légumes verts à feuilles sont riches en magnésium, comme le chou frisé et les épinards.</li><li>Elles contiennent également du calcium, qui contribue à réduire le stress et à stabiliser le cerveau ("Aliments", 2020).</li></ul>

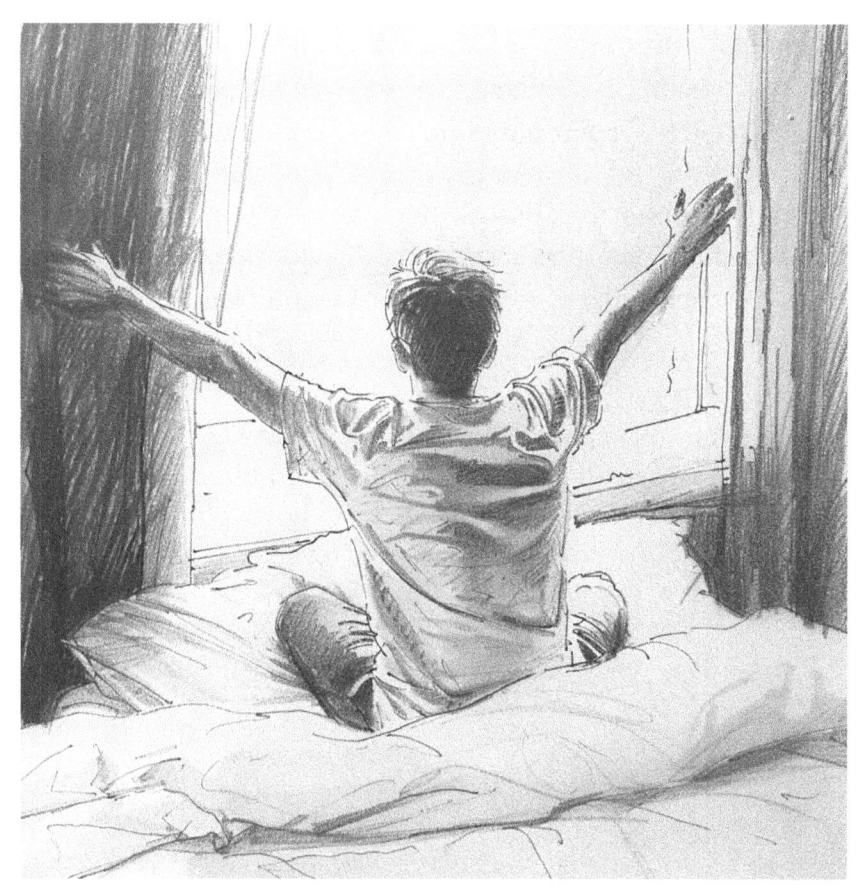

Se lever et rester debout

Tout le monde n'est pas du matin ! En fait, certaines recherches suggèrent que seulement 15 % des gens sont des "lève-tôt" (Martin, 2023). Mais ne vous inquiétez pas ! Il y a des choses que vous pouvez faire qui vous aideront à vous réveiller le matin en vous sentant reposé et prêt pour la journée à venir. Il s'agit notamment de

1. **Rendez votre réveil inaccessible** afin que vous deviez vous lever pour l'éteindre. Si vous utilisez votre téléphone, branchez-le sur un chargeur situé à l'autre bout de la pièce. Mieux encore, mettez-le dans la salle de bains si celle-ci est reliée à votre chambre, en gardant la porte ouverte pour vous assurer que vous l'entendez. Cela donnera à votre cerveau un peu plus de temps pour s'adapter au réveil, ce qui pourrait induire une pensée plus logique qui vous empêchera de retourner au lit !

2. **Prenez de l'avance** en préparant vos vêtements et en ayant un petit-déjeuner ou un café délicieux (à faible teneur en sucre) prêt à l'emploi. Lorsque vous réduisez la quantité de travail que vous avez à faire *et que* vous créez quelque chose que vous attendez avec impatience, vous pouvez commencer la journée sur une note positive.

3. **Commencez par le mouvement physique.** Préparez vos chaussures la veille pour vous réjouir de votre promenade matinale. Préparez une serviette chaude ou un peignoir confortable qui vous attendra après l'entraînement pour que vous puissiez profiter d'une douche chaude.

4. **Faites quelque chose que vous aimez** avant de vous plonger dans votre travail ou vos études pour la journée, comme lire un roman, écrire dans un journal ou faire quelque chose d'artistique, comme dessiner. Cela peut aider votre cerveau à s'adapter lentement et à garder un ton léger au début de votre journée.

Une ou plusieurs de ces mesures peuvent vous aider à vous réveiller plus facilement, même si vous ne vous considérez pas comme une personne matinale ! Plus vous vous réveillez à une certaine heure, plus il vous sera facile de vous y adapter, alors ne perdez pas espoir si vous ne vous sentez pas tout de suite alerte le matin. Au bout de quelques semaines, vous vous réveillerez plus naturellement à cette heure.

Chapitre 4 :

Facteurs environnementaux - Créer une situation de sommeil parfaite

Ce n'est pas seulement notre emploi du temps qui influe sur le sommeil, mais aussi notre environnement, qu'il s'agisse de notre matelas ou de notre état d'esprit.

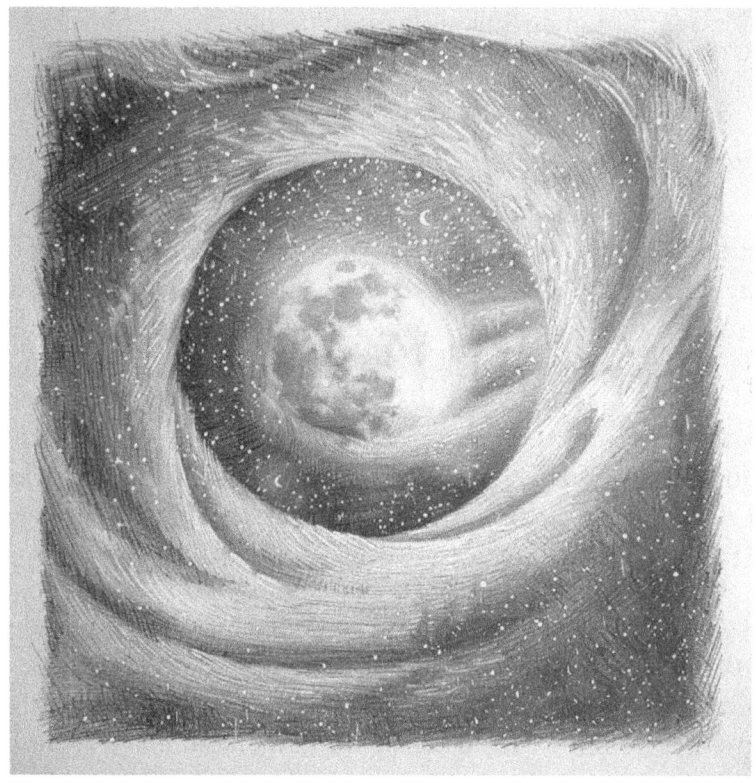

L'impact de notre environnement

Il est dans la nature humaine de rester conscient de ce qui nous entoure, du moins à un certain niveau. Pensez à la façon dont vous pouvez remarquer un serpent qui croise votre chemin lors d'une promenade dans la nature. Nous sommes enclins à donner une certaine quantité d'énergie à notre environnement pour nous assurer que nous restons en sécurité. Il s'agit d'un système de survie naturellement inscrit dans notre corps.

C'est pourquoi notre environnement peut parfois avoir un impact important sur notre sommeil. De la température à l'encombrement, il y a de nombreuses façons dont notre environnement peut affecter notre sommeil.

Quel est l'impact de la température sur le sommeil ?

Tout au long de la journée, notre corps ajuste sa température en fonction de l'exposition au soleil. Quelques heures avant de s'endormir, la température corporelle commence à baisser et continue à le faire jusqu'au matin, où elle remonte. Au cours de la journée, la température corporelle se maintient généralement autour de 98,6 °F (ou 37 °C) (Pacheco, 2024c).

C'est pourquoi il est utile de dormir dans un environnement plus frais pour soutenir les efforts de la mélatonine et rappeler à votre cerveau qu'il est temps de dormir. Tout comme vous souhaitez éteindre les lumières pour simuler la sensation de nuit, utilisez des températures plus fraîches dans votre chambre à coucher pour obtenir le même effet.

Quels sont les sons qui peuvent m'empêcher de dormir ?

Tout bruit que vous entendez est susceptible de perturber votre sommeil profond, même s'il ne vous réveille pas complètement. Avez-vous déjà essayé de ne pas déranger quelqu'un qui dort, mais un bruit que vous avez fait l'a réveillé ? La personne est peut-être restée endormie, mais elle a tout de même entendu le bruit et il y a des chances que celui-ci ait perturbé son cycle de sommeil.

Les nuisances sonores nocturnes pourraient augmenter l'adrénaline ou le cortisol. Certaines recherches suggèrent également que nous pourrions être encore plus sensibles au bruit la nuit que lorsque nous sommes éveillés, il est donc crucial de prendre des précautions supplémentaires pour réduire le bruit afin de mieux dormir (Summer, 2024d).

Qu'il s'agisse de voisins bruyants ou de partenaires endormis, beaucoup de choses peuvent vous empêcher de dormir. Il est préférable d'éviter tout bruit, si possible, lorsque vous dormez. Essayez d'abord de remédier à ces nuisances sonores et, si vous n'y parvenez pas, utilisez des méthodes pour réduire le bruit. Il peut s'agir de bouchons d'oreille ou d'une machine à bruit pour étouffer les autres sons.

Que dois-je porter au lit ?

Les vêtements ont un impact sur le sommeil parce qu'ils régulent notre température et nous procurent du confort. Lorsque vous choisissez vos vêtements pour aller au lit, commencez par choisir un pyjama ample. S'il est trop serré ou compressif, il peut empêcher votre corps de se détendre complètement.

Les vêtements amples sont également préférables car ils permettent à la peau de respirer, ce qui favorise la régulation de la température corporelle. Les vêtements trop épais et trop serrés peuvent vous donner une sensation de chaleur et d'oppression.

Choisissez également des vêtements en plusieurs couches. Plutôt que de porter un sweat-shirt et un pantalon de survêtement au lit, vous pouvez choisir de porter un T-shirt léger et un short, avec un pull ou une couverture supplémentaire. Ainsi, si vous vous réveillez et que vous avez trop chaud pendant la nuit, vous pouvez facilement enlever une couche sans perturber votre sommeil.

Une chambre à coucher encombrée a-t-elle un impact sur la santé de mon sommeil ?

Comme nous sommes très conscients de ce qui nous entoure, cela signifie que chaque petite chose dans notre environnement est susceptible d'attirer notre attention. Si vous avez du mal à vous endormir le soir et que le stress devient la norme, cela peut être dû à l'encombrement de votre environnement.

Un espace encombré peut être le signe d'un problème de santé mentale et de bien-être (Carollo, 2024). Il est important de s'efforcer de réduire le désordre et de maintenir un espace organisé pour favoriser un meilleur sommeil en général.

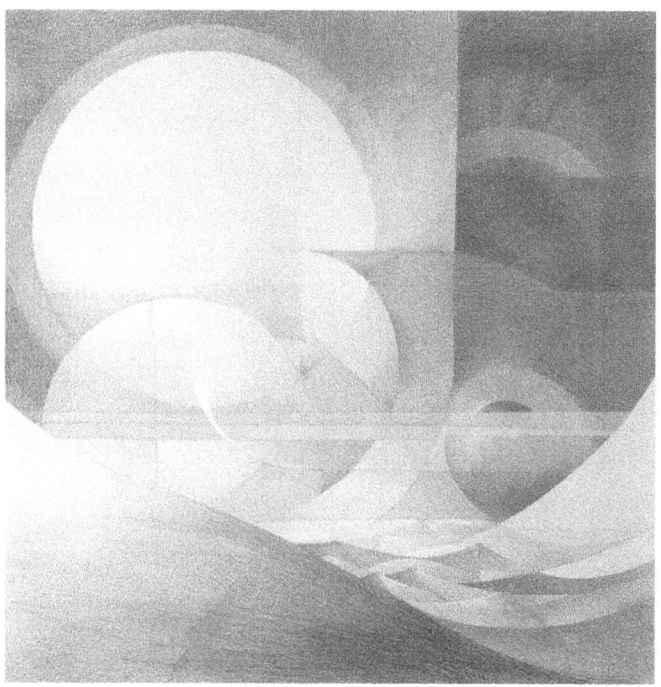

Perfectionner l'environnement du sommeil

Lorsque vous commencez à gérer vos hormones, votre régime alimentaire et votre routine, vous commencez à remarquer des changements dans la santé de votre sommeil. Mais pour améliorer encore les choses et favoriser la cohérence, il est également important de perfectionner votre environnement de sommeil.

Désencombrer pour mieux dormir

Voici quelques conseils pour vous aider à créer une situation harmonieuse qui vous permette de concilier sommeil et santé globale :

- **Faites de votre chambre à coucher un espace dédié au sommeil** : Ne laissez pas les activités liées au travail dans la chambre à coucher. Cet espace ne doit être associé qu'à la détente. Cela signifie qu'il faut, dans la mesure du possible, déplacer votre bureau à domicile ou votre console de jeux vidéo. Ces éléments rappelleront le travail ou les facteurs de stress, ce qui pourrait rendre difficile la réduction de la vigilance pendant la nuit.

- **Cachez le désordre** : Même si vous ne pouvez pas vous débarrasser de tout ce qui vous encombre, ou si vous avez besoin de plus de temps pour nettoyer votre espace, commencez au moins par le retirer de la chambre à coucher. S'il est hors de votre vue, il sera plus facile de réduire l'impact qu'il peut avoir sur votre capacité à vous endormir.

- **Retirez les surfaces qui favorisent le désordre** : Si vous avez une grande table d'appoint ou une chaise dans un coin, vous risquez d'y accumuler du désordre ou des vêtements supplémentaires. Enlevez tout ce qui semble accumuler trop d'objets et optez pour une esthétique plus minimaliste afin d'améliorer votre espace de sommeil.

- **Utilisez un tapis pour les sols durs et des rideaux épais pour les fenêtres** : Ils ajouteront une touche de chaleur et de confort, tout en servant de mesures d'insonorisation supplémentaires.

- **Gardez une poubelle dans la chambre à coucher** : De cette façon, vous pouvez éliminer facilement tout encombrement supplémentaire sans avoir à quitter complètement la chambre, ce qui vous permet de faire le ménage rapidement avant de vous coucher chaque soir.

- **Choisissez des couleurs chaudes et des thèmes monochromes** : Gardez les décors excitants pour l'extérieur de la chambre à coucher et gardez les choses fraîches et calmes autour de l'endroit où vous dormez. Choisissez des tons de beige, de marron, d'orange et de jaune pour rendre votre espace accueillant et peu stimulant.

- **Évitez les éléments décoratifs** : Les bibelots de chevet ou les objets décoratifs disséminés dans la chambre à coucher prennent de la place et donnent l'impression d'être encombrés. Moins il y en a, mieux c'est dans la chambre à coucher pour favoriser le sommeil et la relaxation.

Conditions de sommeil idéales

Vous trouverez ci-dessous un guide rapide qui vous aidera à trouver les meilleures situations de sommeil pour mieux vous reposer.

Élément environnemental	Situation idéale	Conseils	Alternatives
Température	• 65-68 °F (18-20 °C) (Pacheco, 2024c).	• Utilisez un ventilateur pour garder la pièce fraîche tout en faisant office de machine à sons. • Réglez votre thermostat pour qu'il baisse automatiquement la température la nuit et l'augmente le matin.	• Prenez une douche fraîche le soir pour faire baisser votre température corporelle, surtout en été.
Lumière	• Obscurité totale.	• Utilisez un masque pour les yeux afin de bloquer la lumière, qu'elle soit naturelle ou artificielle. • Utilisez des rideaux occultants dans la chambre à coucher pour éviter que la lumière ne pénètre à l'intérieur.	• Utilisez une veilleuse programmée si vous avez du mal à vous endormir dans le noir complet. De cette façon, elle s'éteindra un peu après votre endormissement.

Son	• Pas de son du tout.	• Utilisez des bouchons d'oreille pour réduire les bruits provenant de l'extérieur ou des partenaires. • Investissez dans des panneaux acoustiques pour réduire les bruits du rez-de-chaussée, de l'étage et des voisins qui vous empêchent de dormir.	• Si les bouchons d'oreille vous empêchent de dormir confortablement ou d'utiliser votre alarme, envisagez d'utiliser une machine à bruit. • Choisissez des sons naturels comme l'eau courante ou la pluie pour éviter tout ce qui pourrait vous tenir en alerte.
Confort	• La position de sommeil idéale est sur le côté ou sur le dos (Suni, 2024a).	• Le choix d'un matelas ferme ou mou dépend de votre corps et de vos préférences, telles que votre poids, votre taille et la position dans laquelle vous dormez. Choisissez un matelas qui offre un bon soutien et qui est doté d'un oreiller modérément épais.	• Utilisez un oreiller pour les genoux afin de dormir plus confortablement. Si vous dormez sur le côté, cet oreiller peut vous aider à soulager vos hanches.

Détox de l'écran

La vie moderne a un impact important sur la santé de notre sommeil. L'un des principaux facteurs qui vous empêchent de dormir est probablement la technologie. La technologie n'a pas que des inconvénients et de nombreuses personnes en ont besoin pour leur travail. Cependant, l'utilisation excessive des médias sociaux peut avoir un impact sur notre santé.

Une enquête a montré que plus de 90 % des utilisateurs de smartphones utilisaient leur appareil à l'heure du coucher (Alshobaili, 2019). Il s'agit d'un problème répandu qui empêche de nombreuses personnes de prendre le repos dont elles ont besoin. Vous trouverez ci-dessous quelques conseils pour vous aider à essayer une désintoxication de l'écran :

- Choisissez un jour dans la semaine pour vous **couper complètement de votre téléphone**. Ne répondez qu'aux appels d'urgence et ignorez tous les textes, notifications et courriels. Utilisez des activités sans écran pour vous aider à vous habituer à l'absence de téléphone, et notez ce que vous ressentez tout au long de la journée pour rester attentif à vos sensations.

- Fixez comme règle de **ne pas laisser votre téléphone dans la chambre à coucher**. Investissez dans un réveil pour vous réveiller le matin au lieu de votre téléphone. Prévoyez une heure ou deux, bien avant de vous coucher, pour consulter les médias sociaux afin de résister à l'envie de le faire plus tard.

- **Fixez des limites de temps pour les différentes applications** afin d'éviter de les utiliser de manière excessive, et envisagez de mettre votre téléphone en noir et blanc pour le rendre moins excitant. Nos téléphones offrent une gratification instantanée, et tout ce que nous faisons pour en réduire l'attrait contribue à diminuer l'impulsivité et la surconsommation.

Chapitre 5 :

Stimuler le repos - Approches holistiques pour une santé à long terme

Lorsque nous ne parvenons pas à dormir, il est tentant de se tourner vers des boissons extra-fortes et hautement caféinées pour rester éveillé. Mais au lieu de s'en remettre à des solutions à court terme, il est préférable d'adopter des approches holistiques pour une meilleure santé.

Il n'existe pas de solution miracle pour mieux dormir. Il faut plutôt s'efforcer d'intégrer de petites habitudes au fil du temps qui contribueront à une meilleure routine générale.

Les remèdes naturels et les approches holistiques sont toujours une première suggestion pour remédier au sommeil car ils sont accessibles, plus susceptibles d'être sans risque, et fonctionnent avec les processus naturels de votre corps pour faciliter l'amélioration. Vous trouverez ci-dessous deux catégories : les outils de repos et les stratégies de relaxation.

Les outils de repos peuvent coûter un peu plus cher, mais ils ne doivent pas nécessairement être onéreux. Il s'agit d'outils à ajouter à votre boîte à outils pour améliorer la santé de votre sommeil. La deuxième catégorie, les stratégies de relaxation, sont pour la plupart des suggestions qui ne coûtent rien, mais elles sont très précieuses pour l'aide qu'elles peuvent apporter à votre routine de sommeil. Essayez chacune d'entre elles pour voir si elles ont un impact et créez une stratégie qui répond à vos besoins personnels.

Ces ajouts à votre routine de sommeil ne sont pas garantis, mais ce sont des approches qui peuvent avoir un impact positif sur votre santé globale. Essayez-en une ou deux par semaine afin de développer votre routine au fil du temps.

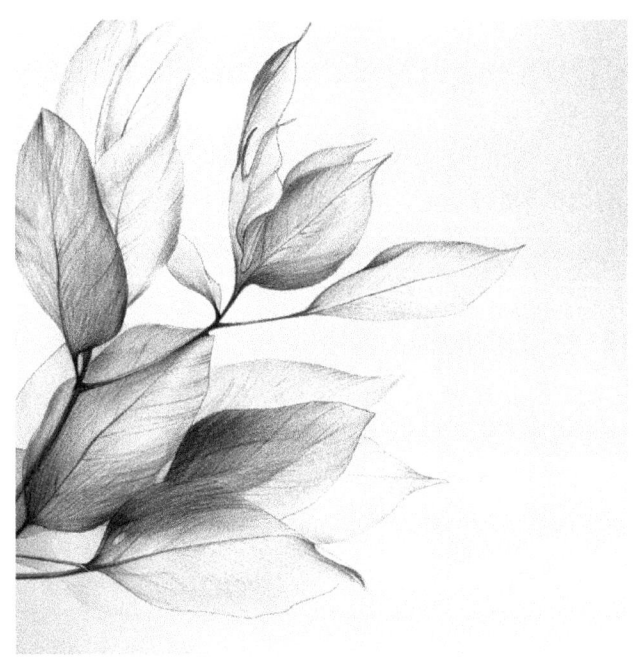

Outils de repos

Vous trouverez ci-dessous quelques outils de repos à ajouter à votre routine quotidienne ou hebdomadaire. Ils peuvent prendre plus de temps pour avoir un impact positif, mais avec de la patience et du dévouement, ils sont sûrs de créer une routine solide.

Thés

La tisane est un excellent moyen d'ajouter des remèdes naturels à votre routine. Le thé chaud procure un sentiment de paix et de repos lorsque vous vous endormez le soir. Sirotez une tisane lorsque vous tenez un journal pendant la soirée ou lorsque vous passez du temps à l'extérieur au clair de lune. Les meilleurs thés pour un meilleur sommeil sont :

- Lavande
- Camomille
- Menthe

Huiles essentielles

Certaines huiles essentielles peuvent contenir des composés qui favorisent le repos et améliorent la santé du sommeil. Envisagez d'en essayer quelques-unes parmi celles qui favorisent un meilleur sommeil ci-dessous (Wong, 2023) :

- Bergamote
- Bois de cèdre
- Lavande

Les huiles essentielles peuvent être ajoutées à un bain chaud ou utilisées dans un diffuseur d'air pour l'aromathérapie. Certaines, pour autant qu'elles soient sans danger, peuvent être appliquées sur la peau ou ajoutées à une lotion corporelle pour favoriser le repos.

Suppléments

La prise d'une certaine vitamine, d'un minéral ou d'un autre complément alimentaire sous forme de pilule est une méthode facile et accessible pour ajouter cette substance chimique désirée à votre corps de manière régulière. Les meilleurs compléments alimentaires pour la santé du sommeil sont

- Magnésium
- Mélatonine
- L-théanine

N'oubliez pas de consulter votre médecin si vous prenez d'autres médicaments ou si l'on vous a diagnostiqué une maladie susceptible d'interagir avec divers suppléments.

Couverture lestée

Une couverture lestée ressemble à une couverture normale, mais elle est souvent remplie de poids afin d'exercer une pression plus importante. Vous pouvez fabriquer une couverture lestée maison en suivant l'un des nombreux tutoriels gratuits en ligne, ou vous pouvez en acheter une pour votre lit.

Une couverture lestée exercera une pression sur votre corps, ce qui vous procurera un sentiment de confort. Lorsque vous vous sentez réconforté et détendu, vous avez moins tendance à contracter vos muscles, ce qui vous rend plus satisfait et vous permet de mieux vous reposer.

Protège-dents

Si vous avez tendance à grincer des dents la nuit, un protège-dents est un excellent complément pour ceux qui souhaitent mieux dormir. Il empêchera votre mâchoire de se contracter autant, ce qui soulagera les douleurs de la mâchoire et des dents. Consultez votre dentiste pour savoir s'il vous recommande un protège-dents spécifique.

Massages réguliers

Des massages réguliers aident à détendre votre corps et à relâcher les tensions que vous pouvez retenir. Vous vous sentirez mieux, ce qui favorisera la production de sérotonine, laquelle peut contribuer à la libération de mélatonine. Vous pouvez investir dans un pistolet de massage à domicile pour votre usage personnel, ou envisager de vous offrir des massages professionnels pour une relaxation encore plus grande.

Stratégies de relaxation

Mieux dormir n'est pas forcément coûteux ! Pour d'autres méthodes d'amélioration du sommeil, consultez les stratégies ci-dessous.

Bains chauds

Les bains, tout comme les massages, permettent de détendre l'ensemble du corps. La température chaude peut sembler contre-intuitive au premier abord, puisque la température du corps diminue la nuit, mais en sortant du bain, vous vous apercevrez que vous êtes envahi par une bouffée de froid ! La combinaison de la relaxation et de la baisse de température induit l'endormissement. Ajoutez des huiles essentielles et sirotez une tisane pour parfaire votre bain, et pensez à utiliser une couverture lestée après votre sortie. Comme vous pouvez le constater, il existe de nombreuses façons de combiner plusieurs stratégies et outils pour mieux dormir.

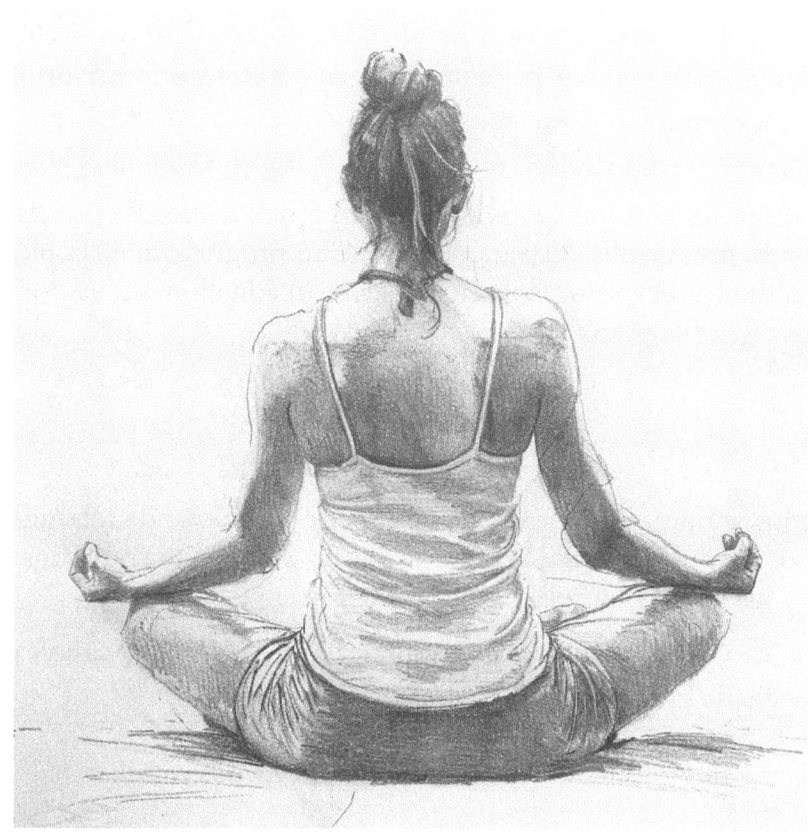

Travail sur la respiration

De nombreuses personnes se retrouvent bloquées en mode "lutte ou fuite". Il s'agit de la réponse au stress déclenchée par une pléthore de facteurs de stress tout au long de la journée. En mode lutte ou fuite, le cortisol peut être libéré, ce qui peut perturber les hormones du sommeil.

Le travail respiratoire consiste à inspirer et expirer profondément de manière lente et régulière afin d'activer le système nerveux parasympathique. En pratiquant cette technique le soir et le matin, vous régulerez votre organisme et vous sortirez du mode de combat et de fuite pour mieux gérer votre stress. Pour pratiquer la respiration profonde, suivez les étapes ci-dessous :

1. Assurez-vous d'être dans une position confortable. Détendez vos épaules, votre mâchoire et votre abdomen.

2. Inspirez profondément par le nez. Ne précipitez pas votre respiration, mais n'allez pas non plus trop lentement pour ne pas sentir vos poumons se fatiguer.

3. Maintenez cette position pendant un moment, puis expirez lentement. Sentez votre ventre se soulever et s'abaisser à chaque respiration.

4. Continuez à pratiquer ce schéma d'inspiration et d'expiration.

5. Commencez par des séances de cinq minutes et essayez de pratiquer cela quotidiennement, en prolongeant de quelques minutes à chaque fois. Prolongez lentement l'expiration de manière à

ce qu'elle soit plus longue que l'inspiration afin de permettre à la respiration de s'arrêter naturellement après l'expiration pendant quelques secondes avant de répéter le cycle. Cela permet d'éviter les respirations excessives.

Il est préférable de compléter le travail respiratoire par d'autres méthodes de relaxation mentale, telles que la méditation sur le sommeil, la relaxation musculaire progressive et la pleine conscience. Pour découvrir d'autres méthodes de pleine conscience et de méditation sur le sommeil, cliquez ici, ou consultez d'autres ouvrages en annexe !

Yoga Nidra

Également connue sous le nom de sommeil yogique, cette technique de relaxation vous aide à passer de l'état de veille au sommeil. Elle est idéale pour les siestes ou lorsque vous vous couchez le soir. Pour suivre la pratique du yoga nidra, suivez les étapes ci-dessous :

1. Allongez-vous, les yeux fermés et les pieds surélevés. S'il n'est pas possible de s'allonger, asseyez-vous sur votre chaise de bureau en gardant les yeux fermés.

2. Réglez une alarme de 30 minutes pour vous assurer de vous réveiller.

3. Utilisez la respiration pour prendre conscience de votre corps.

4. Pensez à une intention, ou à un point de visualisation, qui vous aidera à orienter vos pensées vers la relaxation.

5. Parcourez votre corps en vous concentrant sur les différentes parties, une à la fois.

6. Notez toutes les sensations que vous ressentez et continuez à réguler votre respiration.

7. Lorsque votre respiration commence à changer, ramenez votre attention vers l'arrière et remarquez comment les différentes parties de votre corps se sentent à ce moment-là.

Pour une méditation guidée et une pratique spéciale de Yoga Nidra, cliquez ici, ou consultez les ressources supplémentaires sur le sommeil à la fin du livre !

La sieste comme complément de sommeil

La sieste est-elle bonne pour la santé ? Les siestes nuisent-elles au sommeil ? Il n'y a pas de réponse exacte à cette question. Ce qu'il est important de savoir, c'est comment intégrer la bonne durée de sieste dans votre routine lorsqu'une supplémentation est nécessaire. Vous trouverez ci-dessous quelques conseils sur la sieste de la Sleep Foundation (Summer, 2024c) :

- La durée idéale de la sieste est de 20 à 30 minutes. Si elle est plus longue, vous risquez d'entrer dans un sommeil plus profond, qui nécessite une période plus longue. Si vous vous réveillez au milieu de ce sommeil profond, vous risquez de vous sentir encore plus groggys qu'avant le début de la sieste.

- Évitez de faire des siestes dans les huit heures qui précèdent votre heure de coucher. Une bonne règle consiste à arrêter la sieste en même temps que la caféine. La sieste après le déjeuner est un bon moment pour profiter de la somnolence de l'après-midi provoquée par le rythme circadien.

- Faites la sieste dans votre chambre à coucher lorsque vous le pouvez afin de maintenir un environnement de sommeil cohérent. Si vous faites la sieste à votre bureau ou sur votre lieu de travail, vous risquez d'entraîner votre esprit à être plus endormi dans cette zone. Le travail et le sommeil doivent être séparés pour éviter de perturber le cerveau.

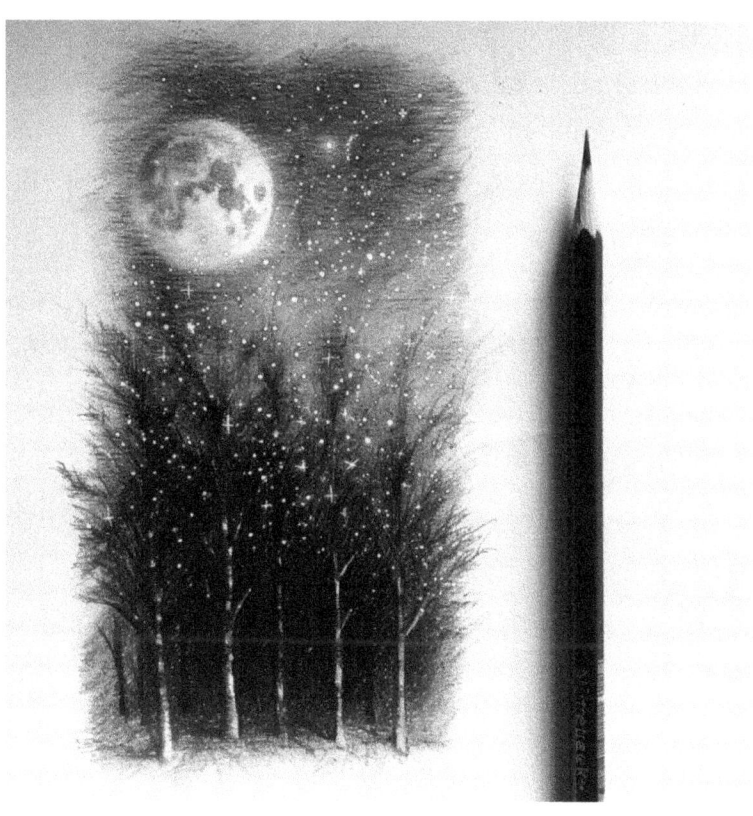

Journal des rêves

Que vous ayez des terreurs nocturnes ou des rêves intenses qui perturbent votre sommeil, la tenue d'un journal des rêves peut vous aider à mieux comprendre ce qui se passe dans votre esprit la nuit. Les rêves peuvent perturber le sommeil, surtout s'ils provoquent le réveil. Certaines terreurs nocturnes peuvent être dues à des troubles du sommeil paradoxal. Si ce problème est récurrent, vous devriez consulter un professionnel de la santé ou un spécialiste du sommeil.

Il se peut aussi que vous aimiez certains de vos rêves et que vous ayez du mal à vous réveiller ou à passer du monde des rêves au monde réel. Tout le monde rêve, même si l'on ne se souvient pas forcément de la nature de ces rêves. Quelle que soit votre situation, vous trouverez ci-dessous quelques conseils pour vous aider à suivre vos rêves et à tenir un journal plus fréquemment :

- Tenez un journal près de votre lit, avec un stylo à portée de main, afin de pouvoir noter vos rêves dès le réveil. Vous pouvez également utiliser une application sur votre téléphone ou votre application de notes pour noter vos rêves immédiatement. De cette manière, vous les aurez tous à portée de main. Gardez votre téléphone en mode "vol" pour éviter la tentation de consulter les médias sociaux dès le matin.

- Une autre méthode d'enregistrement des rêves à envisager est une application de dictée que vous pouvez utiliser pour enregistrer des mémos vocaux de vos rêves. Il peut être plus rapide et plus facile d'en parler, et vous pourriez découvrir plus de choses au fur et à mesure que vous enregistrez.

- Concentrez-vous d'abord sur les symboles. Qu'avez-vous vu ? Dans quel lieu vous trouviez-vous ? Notez ensuite vos actions - ce que vous faisiez ? Ce que vous ressentiez. Mettez en évidence les symboles ou les lieux qui semblent fréquents dans vos rêves.

- Interprétez votre rêve à l'aide d'un dictionnaire des rêves afin de déchiffrer les symboles. Que signifient-ils pour vous et quel impact cela peut-il avoir sur votre niveau de stress général ? Cela vous aidera à réduire et à gérer vos états émotionnels tout au long de la journée.

Chapitre 6 :

Chapitre bonus - Le sommeil dans des circonstances particulières

Ce dernier chapitre est un chapitre "bonus" qui vous donne des conseils pour diverses circonstances particulières. Chaque section comprend un guide rapide expliquant l'impact de la situation sur la santé du sommeil, ainsi qu'une liste de conseils pour améliorer les choses par la suite. Passez en revue chaque catégorie pour obtenir des informations importantes sur le sommeil, ou utilisez des stratégies spécifiques pour traiter les différentes situations auxquelles vous pouvez être confronté.

Le sommeil des enfants et des adolescents

Pourquoi cela a un impact sur le sommeil

- **Enfants** : le sommeil est un processus réparateur à tout âge, mais ce moment de la nuit est particulièrement important pour les enfants car leur esprit est encore en développement. Les enfants peuvent avoir peur de dormir seuls ou dans le noir, ce qui perturbe encore plus leur sommeil.
- **Les adolescents** : Les adolescents sont souvent confrontés au stress de l'école et à des emplois du temps chargés qui peuvent avoir un impact sur leur sommeil. En outre, l'accès excessif aux médias sociaux et aux smartphones peut les amener à se coucher plus tard qu'ils ne le devraient. Certaines recherches suggèrent également que l'horloge biologique des adolescents se dérègle et qu'à l'adolescence, "les adolescents ont une tendance naturelle à s'endormir plus tard et à se réveiller plus tard" ("Sleep Needs", 2000).
- **Jeunes familles** : Les jeunes familles très occupées ont probablement de nombreuses responsabilités et des exigences différentes en matière de routine. Il peut être difficile de maintenir une routine de sommeil en raison des horaires variables de chacun.

Conseils spécifiques pour le sommeil

- Veillez à ce que les tout-petits dorment 11 à 14 heures par jour. Les enfants de 4 à 5 ans devraient dormir 10 à 13 heures par jour, et les enfants de 6 à 12 ans devraient dormir 9 à 12 heures par jour. Les adolescents devraient dormir 8 à 10 heures par nuit (Suni, 2024d).
- Tous les conseils mentionnés précédemment concernant la création de routines structurées et d'environnements de sommeil parfaits s'appliquent aux personnes de tous âges. Pour faciliter les choses, il est possible de créer une routine nocturne. Vous pouvez par exemple choisir à tour de rôle un film familial relaxant pendant que tout le monde déguste un thé apaisant. Vous pouvez mettre les enfants au lit et leur lire une histoire amusante qu'ils auront eux-mêmes choisie.
- Investissez dans une veilleuse amusante pour aider les enfants à se sentir en sécurité et heureux dans leur chambre. Vous pouvez également envisager d'utiliser un éclairage plus doux dans la salle de bains pour favoriser l'endormissement. Veillez simplement à ce qu'il ne fasse pas trop sombre ! La combinaison de la chaleur et d'un éclairage doux les aidera à s'endormir plus facilement.
- Demandez aux adolescents de remettre leurs appareils à leurs parents le soir pour s'assurer qu'ils ne se couchent pas tard. Fixer des règles et des limites avec la technologie les aidera à développer une relation plus forte avec elle à l'âge adulte.

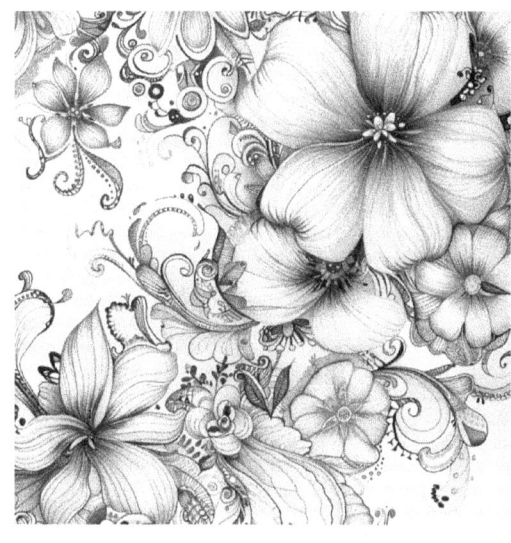

Le sommeil au service de la santé des femmes

Pourquoi cela a un impact sur le sommeil

- **Menstruation** : En raison des changements hormonaux, le sommeil peut être perturbé pendant les règles. Les effets secondaires perturbateurs des règles, comme les crampes et les sautes d'humeur, peuvent également influencer votre sommeil pendant cette période.

- **La grossesse** : La grossesse peut entraîner des malaises, des brûlures d'estomac et des mictions fréquentes, autant d'éléments susceptibles de perturber le sommeil.

- **La ménopause** : La ménopause peut entraîner des bouffées de chaleur et des insomnies, deux effets secondaires courants de cette période de la vie d'une femme.

Conseils spécifiques pour le sommeil

- Créez un environnement plus confortable pendant cette période et utilisez des coussins chauffants ou des couvertures pour réduire la douleur ou l'inconfort.

- Si vous avez chaud ou soif pendant la nuit, sucez des glaçons. Gardez un petit gobelet au congélateur pour vous préparer à cette éventualité. C'est une meilleure solution que de boire de l'eau à petites gorgées, ce qui peut vous empêcher d'uriner fréquemment pendant la nuit.

- Surélevez votre tête pendant la grossesse si les brûlures d'estomac vous gênent la nuit. Faites de l'exercice tout au long de la journée pour réduire les symptômes de la ménopause ou les crampes menstruelles.

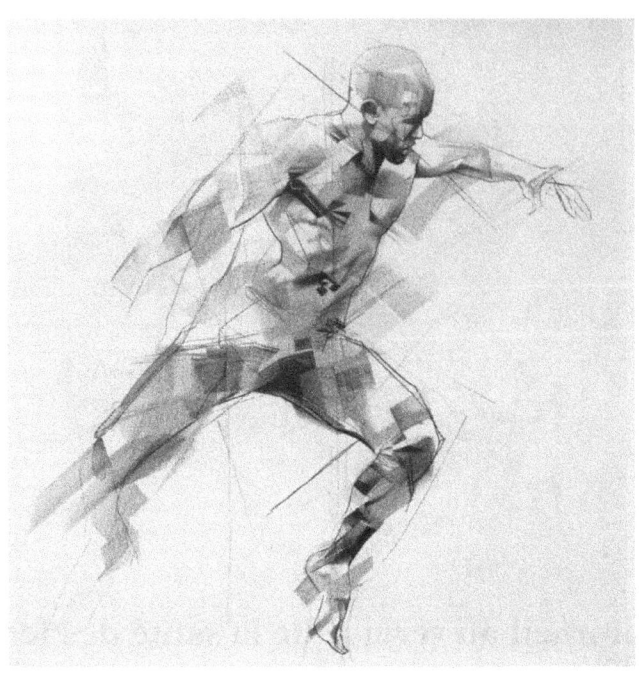

Le sommeil des sportifs

Pourquoi cela a un impact sur le sommeil

Les athlètes ont besoin de plus d'énergie pour maintenir des performances de pointe. Les entraînements et les matchs peuvent rendre difficile la régularité des horaires de sommeil.

Conseils spécifiques pour le sommeil

- Il est important d'intégrer des routines d'échauffement dans votre routine, car elles vous aideront à améliorer vos performances et à vous préparer aux événements sportifs qui vous attendent. Incorporez-les quotidiennement, même les jours où vous ne jouez pas, pour aider le corps à se réguler.

- Après le spectacle, veillez à laisser à votre esprit et à vos muscles le temps de se détendre. Prenez des bains chauds et faites des activités reposantes, comme lire ou regarder la télévision, pendant que vous récupérez.

- Mangez des aliments riches en glucides sains pour avoir de l'énergie et privilégiez les protéines maigres qui maintiennent l'énergie pendant la performance.

- Faire des siestes pour compléter l'énergie les jours où les performances sont élevées.

Sommeil pour les horaires non traditionnels

Pourquoi cela a un impact sur le sommeil

Les personnes qui ont des horaires de travail imprévisibles, qui travaillent en deuxième ou troisième équipe ou qui voyagent fréquemment peuvent être confrontées au décalage horaire et à la léthargie provoqués par le travail.

Conseils spécifiques pour le sommeil

- Investissez dans des outils pour aider votre corps à rester aligné sur un rythme circadien normal. Par exemple, utilisez des rideaux occultants et des masques pour les yeux afin d'induire l'obscurité même si vous devez dormir pendant la journée.

- Créez un emploi du temps cohérent avec les partenaires et les colocataires qui peuvent aider aux tâches ménagères et s'occuper des enfants. Même lorsque les horaires sont imprévisibles, le fait de faire des choses dans la même fourchette et la même fenêtre de temps peut être bénéfique pour maintenir une routine.

- En ce qui concerne le décalage horaire, essayez de procéder à des changements lents et progressifs avant le voyage. Même si vous ne pouvez pas bouleverser complètement votre routine, de petits changements peuvent vous préparer à atténuer les effets du décalage horaire. Faites de l'exercice le premier matin dans le nouveau fuseau horaire pour aider votre corps à se réguler et à se sentir frais et dispos après le voyage.

- Utilisez des compléments alimentaires pendant les périodes de changement pour aider votre corps à s'adapter, en plus des autres outils mentionnés au chapitre 5.

Le sommeil des plus de 60 ans

Pourquoi cela a un impact sur le sommeil

Les personnes âgées de plus de 60 ans peuvent constater qu'elles souffrent de plus de perturbations dans leur routine, ce qui entraîne des troubles du sommeil. Les personnes de plus de 60 ans, moins actives en raison de la retraite ou de responsabilités moindres (comme s'occuper des enfants), peuvent avoir plus d'énergie jusque tard dans la nuit.

Conseils spécifiques pour le sommeil

- Évitez de faire la sieste tout au long de la journée. Remplissez plutôt votre journée d'activités stimulantes pour l'esprit et consommatrices d'énergie, qui favorisent le repos ultérieur.

- Visez au moins sept heures de sommeil par nuit et jusqu'à neuf heures ("A Good Night's Sleep", n.d.).

- Une technique utile pour ceux qui essaient de s'endormir le soir consiste à compter de 1 à 100. Imaginez des nuages et d'autres images douces pour vous aider à vous détendre et à vous concentrer.

Après avoir mis en œuvre les ressources de ce livre, si vous constatez que votre sommeil est toujours perturbé, c'est peut-être le signe que vous devriez envisager de consulter un médecin.

Conclusion

Le sommeil est si important pour la régulation, mais de nombreux facteurs peuvent contribuer à un mauvais sommeil. En favorisant un environnement propice à un sommeil sain, vous créez les bases d'une guérison globale du corps et de l'esprit. En prenant des mesures pour améliorer votre repos, vous prenez des mesures pour vivre une vie plus paisible.

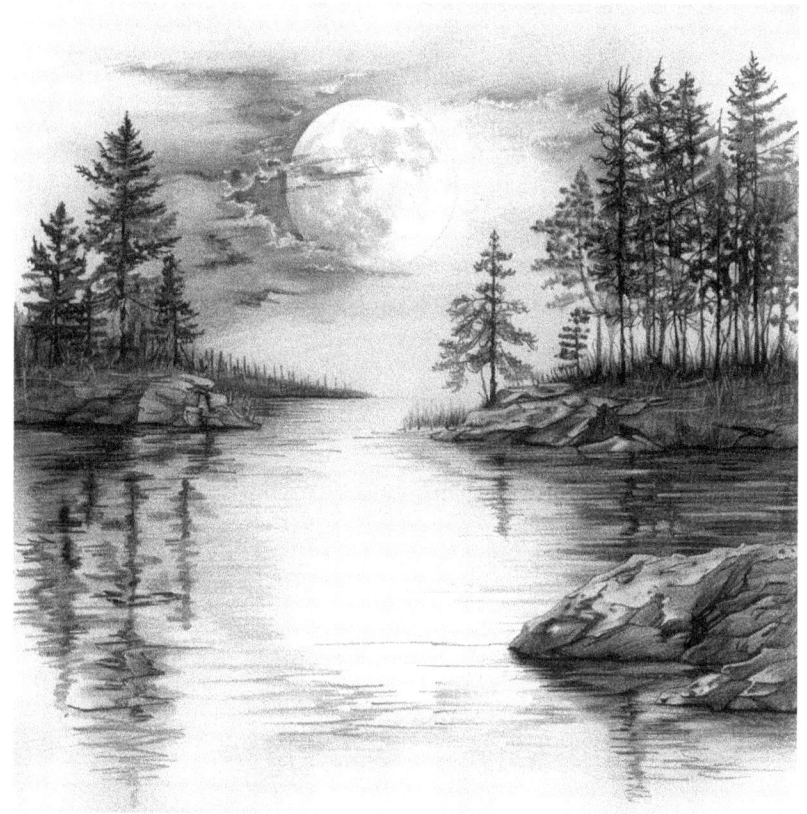

Le sommeil a un impact sur *tout*. De la façon dont vous vous sentez à la façon dont votre corps digère, vos habitudes de sommeil peuvent être la cause même de votre difficulté à vous endormir le soir. Une seule nuit ne fera pas de vous un bon ou un mauvais dormeur, mais dès ce soir, vous pourriez voir votre sommeil s'améliorer. À l'avenir, ce qui aura le plus d'impact, c'est votre niveau de dévouement et de constance pour faciliter un environnement propice à des nuits plus reposantes.

S'il y a une chose à retenir de ce livre, c'est qu'il ne faut pas s'inquiéter outre mesure d'un mauvais sommeil, car cela finirait par créer un cycle de stress dont il pourrait être difficile de sortir. La santé du sommeil est importante et vous parviendrez à vous sentir à l'aise, confiant et plus reposé chaque nuit. Il y aura probablement des nuits où vous vous réveillerez et ne pourrez pas vous rendormir, ou peut-être même que vous n'arriverez pas à vous endormir. Ce n'est pas grave ! La panique ne fera que transformer un petit problème en un gros problème. Cet état d'esprit peut suffire à vous mettre sur la bonne voie pour améliorer la santé de votre sommeil.

Améliorer son sommeil demande du temps et de la patience. Ne vous découragez pas si les changements ne sont pas immédiats. Même une fois que votre sommeil est régulé, il peut s'écouler un certain temps avant que vous ne constatiez des résultats plus positifs si vous effectuez des changements pour des raisons telles que la digestion ou l'équilibre hormonal. Le corps est fort et complexe, ce qui signifie qu'il est peu probable que vous en ressentiez tous les bénéfices immédiatement. Si, après quelques semaines, vous avez toujours du mal à obtenir un sommeil de qualité, n'hésitez pas à consulter un professionnel de la santé qui pourra vous aider à écarter tout autre problème de santé sous-jacent susceptible de contribuer à votre mauvais sommeil.

Vous constaterez des améliorations en quelques semaines en suivant seulement quelques-uns des conseils présentés dans les chapitres précédents. Créez une routine qui vous convienne et n'oubliez pas que le corps et les besoins de chacun sont différents. Même si vous n'obtenez que 10 minutes supplémentaires de sommeil réparateur par nuit, vous finirez par acquérir une solide routine nocturne.

Consultez les ressources complémentaires ci-dessous pour approfondir votre exploration de la santé du sommeil. Il s'agit d'un processus de santé continu, mais qui en vaut vraiment la peine !

Récapitulation de votre plan d'action

En guise de récapitulation rapide, rappelez-vous les étapes suivantes pour créer votre plan d'action parfait pour l'avenir :

1. Comprendre le sommeil et pourquoi il est important pour stimuler la motivation en vue d'un changement positif.

2. Établissez la routine idéale pour votre corps et faites des ajustements en cours de route pour vous aider à trouver ce qui vous convient.

3. Résolvez les problèmes qui perturbent votre routine et créez des limites avec les autres pour favoriser un meilleur sommeil.

4. Créez l'environnement idéal pour mieux dormir et concentrez-vous sur des éléments tels que la température et le confort pour que votre corps soit plus heureux chaque nuit.

5. Améliorez votre sommeil en ajoutant des éléments supplémentaires pour une nuit plus reposante, par petites touches, afin de mettre en place une routine solide et durable.

Note de l'auteur

L'une des meilleures façons d'en savoir plus sur la santé du sommeil est d'écouter les expériences d'autres personnes. De précieuses recherches sur le sommeil sont menées à partir de l'étude des habitudes de personnes comme vous !

Pour aider à maintenir la conversation autour du sommeil, veuillez laisser un commentaire et partager vos difficultés et la façon dont vous prévoyez de les surmonter. Qu'avez-vous appris que vous allez commencer à mettre en œuvre ? Qu'est-ce qui vous a le plus marqué ?

Les commentaires sont si importants pour aider à faire découvrir les bons livres ! En laisser une signifie beaucoup pour ma mission - donner aux gens les moyens d'acquérir des connaissances de bonne qualité et exploitables qui améliorent la santé et le bien-être - et je lirai chacune d'entre elles ! Merci de prendre le temps de soumettre une critique, qu'elle soit courte ou longue.

Lorsque l'on accorde la priorité à la santé du sommeil et qu'on la gère, cela peut faire toute la différence. C'est bon pour votre vie, mais aussi pour votre famille, vos amis et votre communauté ! Diffusez les connaissances que vous avez acquises et laissez un commentaire pour aider à faire connaître cet outil puissant.

30 Jours pour un Meilleur Sommeil

Vous méritez une nuit de sommeil de qualité chaque jour ! En utilisant ce plan de 30 jours, vous vous donnez les moyens d'y parvenir. Au cours des 30 prochains jours, trois actions essentielles peuvent améliorer la qualité de votre sommeil :

1. Établir une routine matinale solide pour créer de la constance.

2. Établir une routine nocturne solide pour renforcer cette constance.

3. Améliorer votre qualité de sommeil globale afin de vous sentir plus reposé chaque nuit.

Ces 30 jours sont divisés en 3 phases, chacune comprenant un objectif quotidien pour vous aider à atteindre la constance dans votre routine. Chaque jour, vous répéterez les objectifs des jours précédents, ce qui vous mènera vers un sommeil plus réparateur à la fin des 30 jours.

Dans la colonne de gauche, vous trouverez un objectif quotidien. Dans la colonne de droite, un espace est réservé pour réfléchir à cet objectif. Prenez en compte les défis, les avantages, les motivations ou les intentions liés à cet objectif et notez vos réflexions dans l'espace fourni.

Suivi du Sommeil

Avant de commencer ces 30 jours pour un meilleur sommeil, utilisez le tableau ci-dessous pour suivre votre routine de sommeil. Cela vous permettra de mieux comprendre vos habitudes et de faire des ajustements si nécessaire.

Instructions :
1. Notez le jour de la semaine (lundi-dimanche) dans la première colonne, suivi de la date dans la seconde.

2. Indiquez l'heure à laquelle vous vous êtes couché (par exemple, 22h30, minuit, etc.) et l'heure de votre réveil dans la colonne suivante. Choisissez un horaire qui correspond à votre emploi du temps et essayez de vous y tenir chaque jour.

3. Notez les minutes passées à faire une sieste ce jour-là. Limitez vos siestes à 30 minutes maximum, de préférence en début d'après-midi, pour éviter qu'elles n'affectent votre sommeil nocturne.

4. Dans la colonne « Qualité », évaluez la qualité de votre sommeil sur une échelle de 1 à 10.
5. Enfin, notez une évaluation globale (1-10) basée sur votre ressenti physique et mental tout au long de la journée.

Ces données vous aideront à identifier les facteurs qui influencent la qualité de votre sommeil, tout en vous permettant de constater les améliorations ou changements positifs.

Remarque : Après avoir suivi un horaire régulier pendant deux semaines, si vous vous sentez encore fatigué, augmentez légèrement la durée de votre sommeil, par exemple en vous couchant 30 minutes plus tôt. Maintenez cet horaire pour déterminer la durée optimale de sommeil dont vous avez besoin..

Jour:	Date:	Heure du coucher:	Heure du réveil	Temps total de sieste	Évaluation de la qualité	Évaluation globale

Phase 1: Établir votre Routine Matinale

Jour 1 - Objectif	Réflexion
Réfléchissez à vos habitudes de sommeil et aux principaux objectifs que vous souhaitez atteindre pour améliorer la qualité de votre sommeil.	
Jour 2 - Objectif	**Réflexion**
Choisissez une heure précise pour vous réveiller chaque jour. Assurez-vous de disposer de suffisamment de temps pour vous préparer le matin. Commencez à vous lever à la même heure chaque jour, même le week-end.	
Jour 3 - Objectif	**Réflexion**
En comptant à rebours à partir de cette heure de réveil, fixez une heure précise pour vous coucher chaque jour. Consultez le chapitre 2 si vous avez besoin d'aide pour créer une routine.	
Jour 4 - Objectif	**Réflexion**
Concentrez-vous sur vos heures idéales de coucher et de réveil, et identifiez les principaux obstacles qui rendent difficile le respect de cette routine.	
Jour 5 - Objectif	**Réflexion**
Créez une liste de rappels sur l'importance d'une heure de coucher et de réveil cohérente pour vous motiver à maintenir votre routine. Consultez le chapitre 1 pour en savoir plus sur l'importance d'un sommeil sain.	

Jour 6 - Objectif	Réflexion
Intégrez la lumière vive dans votre routine matinale pour observer comment cela peut vous aider à vous réveiller et à vous sentir alerte. Consultez le chapitre 2 pour découvrir l'impact de la lumière sur le sommeil.	
Jour 7 - Objectif	**Réflexion**
Reflect on your progress so far. What changes can you implement to stay consistent with this routine?	
Jour 8 - Objectif	**Réflexion**
Fixez un objectif de condition physique pour faire une certaine quantité d'exercice chaque matin, en commençant par 10 minutes par jour et en ajustant selon votre emploi du temps. Consultez le guide d'activité physique du chapitre 2 si nécessaire.	
Jour 9 - Objectif	**Réflexion**
Continuez à suivre votre routine idéale et complétez avec des siestes si nécessaire. Rappel : limitez les siestes à 30 minutes et ne les prenez que tôt dans l'après-midi.	
Jour 10 - Objectif	**Réflexion**
Examinez votre routine matinale et évaluez dans quelle mesure vous la respectez. Faites les ajustements nécessaires et continuez à suivre cette nouvelle routine.	

Phase 2: Établir une Routine Nocturne

Jour 11 - Objectif	Réflexion
Identify your perfect bedtime. Make needed adjustments to this bedtime, and do your best to continue to follow your consistent routine.	
Jour 12 - Objectif	**Réflexion**
Ajoutez un exercice de respiration relaxante à votre routine nocturne (voir le chapitre 2 pour plus d'informations sur les exercices de respiration).	
Jour 13 - Objectif	**Réflexion**
Fixez-vous comme objectif de limiter la consommation de caféine au moins 12 heures avant le coucher.	
Jour 14 - Objectif	**Réflexion**
Ajoutez une routine d'étirements légers à vos exercices de respiration nocturnes.	
Jour 15 - Objectif	**Réflexion**
Puisque vous êtes à mi-parcours des 30 jours pour un meilleur sommeil, réfléchissez à votre suivi du sommeil et identifiez les habitudes ou les comportements qui perturbent votre sommeil.	
Jour 16 - Objectif	**Réflexion**
Continuez à suivre la même routine et expérimentez différents étirements et exercices de respiration (voir le chapitre 2 pour plus d'informations).	

Jour 17 - Objectif	Réflexion
Fixez un nouvel objectif de soin personnel à intégrer dans votre routine nocturne, comme la lecture ou un rituel de soin de la peau.	
Jour 18 - Objectif	**Réflexion**
Pratiquez la méditation pendant au moins 10 minutes avant de vous coucher ce soir.	
Jour 19 - Objectif	**Réflexion**
Identifiez les principaux succès que vous avez obtenus en établissant une routine matinale et nocturne, ainsi que la manière dont cela vous a fait sentir.	
Jour 20 - Objectif	**Réflexion**
Réfléchissez à votre routine ainsi qu'au suivi du sommeil et notez vos points forts et vos faiblesses.	

Phase 3: Améliorer la Qualité du Sommeil

Jour 21 - Objectif	Réflexion
Réfléchissez aux changements dans la qualité de votre sommeil grâce à une routine bien établie.	
Jour 22 - Objectif	**Réflexion**
Fixez-vous un nouvel objectif pour améliorer encore la qualité de votre sommeil. Notez les étapes nécessaires pour atteindre cet objectif et ce qui vous motivera à y parvenir.	
Jour 23 - Objectif	**Réflexion**
Intégrez une activité dans votre routine quotidienne pour améliorer la qualité du sommeil, comme la pleine conscience, des étirements ou un journal de bord.	
Jour 24 - Objectif	**Réflexion**
Célébrez vos succès jusqu'à présent et remerciez-vous pour les efforts que vous avez déployés pour mieux dormir.	
Jour 25 - Objectif	**Réflexion**
Identifiez les plus grands défis que vous rencontrerez à l'avenir et ce que vous pouvez faire pour les surmonter.	
Jour 26 - Objectif	**Réflexion**
Continuez à suivre la même routine et réfléchissez à ce que vous avez appris grâce à cette expérience.	

Jour 27 - Objectif	Réflexion
Examinez votre suivi du sommeil et identifiez une chose qui a le plus négativement impacté votre routine de sommeil. Consultez les chapitres 3 et 4 pour voir si ces perturbations vous empêchent de dormir.	
Jour 28 - Objectif	**Réflexion**
Continuez à pratiquer la même routine et mettez en lumière les changements positifs que vous avez vécus.	
Jour 29 - Objectif	**Réflexion**
Identifiez ce qui a le plus positivement changé concernant votre ressenti physique et mental après ces 30 jours.	
Jour 30 - Objectif	**Réflexion**
Célébrez le fait d'avoir atteint le dernier jour et continuez à suivre votre routine à l'avenir. Partagez ce plan avec quelqu'un et envisagez de le répéter avec cette personne pour continuer à progresser et encourager les autres à mieux dormir !	

Ressources supplémentaires sur le sommeil

Vous trouverez ci-dessous quelques ressources qui peuvent vous aider à poursuivre le processus de construction d'une meilleure routine de sommeil.

Aide spécialisée

Il peut arriver que vous ayez besoin d'une aide plus spécialisée. Certaines conditions peuvent vous empêcher de passer une bonne nuit de sommeil. Il s'agit notamment de

- apnée du sommeil
- narcolepsie
- le syndrome des jambes sans repos
- terreurs nocturnes

Pour vous aider à déterminer si vous souffrez de l'une de ces affections, consultez un professionnel de la santé. Vous pouvez également trouver de l'aide sur des sites web accrédités tels que The Cleveland Clinic ou Johns Hopkins Medicine.

Formation continue

Vous trouverez ci-dessous quelques suggestions de livres et de podcasts pour vous aider à poursuivre votre voyage vers l'amélioration du sommeil :

- **Le plan à 4 piliers** *par le Dr Rangan Chatterjee*
- **Pourquoi nous dormons : Le pouvoir du sommeil et des rêves** *par Matthew Walker*
- **Podcast du laboratoire Huberman** *- Série d'invités - Dr. Matt Walker*

Sources en ligne

- Centre pour la science du sommeil humain

- www.humansleepscience.com
- Fondation du sommeil
  - www.sleepfoundation.org
- Fondation nationale du sommeil
  - www.thensf.org

Enfin, visitez mon site web drsuiwongmd.com, où vous pouvez vous inscrire à ma liste de diffusion, et vous inscrire sur bit.ly/sleepbetterbonuses pour télécharger des feuilles de travail gratuites, et trouver un audio de Yoga Nidra (sommeil yogique) ! En outre, vous découvrirez d'autres outils qui vous aideront à renforcer vos capacités cognitives et à avoir un impact positif sur votre corps et votre esprit.

Pouvez-vous nous aider ?

Merci encore d'avoir lu ce livre !

Les critiques de livres font toute la différence dans la découverte des livres.

J'aimerais connaître votre avis en rédigeant un petit commentaire sur Amazon.

Je l'apprécie beaucoup et je lirai vos commentaires.

Pour votre commodité, les codes QR ou les liens suivants vous permettent d'accéder directement à la page d'évaluation de votre place de marché Amazon respective :

Amazon.fr	Amazon.ca
Amazon.fr/review/create-review?&asin=1917353324	Amazon.ca/review/create-review?&asin=1917353324

Annexe

Vous serez peut-être intéressé par d'autres livres du Dr Sui H. Wong MD FRCP
https://www.drsuiwongmd.com/books

Pour être alerté sur les futurs livres, enregistrez votre intérêt ici, y compris les offres gratuites pendant les promotions.

bit.ly/drwongbooks

Références

Les références fournies ici sont un mélange d'articles scientifiques et de sites web qui fournissent des informations précieuses et que vous pouvez facilement consulter pour approfondir vos connaissances. N'oubliez pas que de nouvelles études sont constamment menées. Vous pouvez utiliser les ressources présentées ici pour vous aider à développer votre base de connaissances et à prendre en main votre parcours de santé.

Une bonne nuit de sommeil. (n.d.). NIH. https://www.nia.nih.gov/health/sleep/good-nights-sleep

Abbasi-Feinberg, F., Aurora, R. N., Carden, K. A., Kapur, V. K., Malhotra, R. K., Martin, J. L., Olson, E. J., Ramar, K., Rosen, C. L., Rowley, J. A., Shelgikar, A. V., Trotti, L. M. (2021, 1er octobre). *Sleep is essential to health : an American Academy of Sleep Medicine position statement.* JCSM. https://jcsm.aasm.org/doi/full/10.5664/jcsm.9476

Alshobaili, F. & AlYousefi, N. (2019, 8 juin). *L'effet de l'utilisation du smartphone au coucher sur la qualité du sommeil parmi le personnel non médical saoudien à la King Saud University Medical City.* National Library of Medicine. https://www.ncbi.nlm.nih.gov/pmc/articles/PMC6618184/

Baron, E. D., Cooper, K. D., Koo, B., Matsui, M. S., Oyetakin-White, P., Suggs, A., Yarosh, D. (2014, 30 septembre). *La mauvaise qualité du sommeil affecte-t-elle le vieillissement de la peau ?* National Library of Medicine. https://pubmed.ncbi.nlm.nih.gov/25266053/

Benton, D., Bloxham, A., Brennan, A., Gaylor, C., Young, H. A. (2022, 21 septembre). *Glucides et sommeil : une évaluation des mécanismes putatifs.* NIH. https://www.ncbi.nlm.nih.gov/pmc/articles/PMC9532617/

Blume, C., Garbazza, C. et Spitschan, M. (2019, 20 août). *Effets de la lumière sur les rythmes circadiens humains, le sommeil et l'humeur.* NIH. https://www.ncbi.nlm.nih.gov/pmc/articles/PMC6751071/

Bryan, L. (2023, 14 décembre). *Adénosine et sommeil : comprendre la conduite du sommeil.* The Sleep Foundation. https://www.sleepfoundation.org/how-sleep-works/adenosine-and-sleep

Bryan, L. (2024a, 5 avril). *Pourquoi avons-nous besoin de sommeil ?* The Sleep Foundation. https://www.sleepfoundation.org/how-sleep-works/why-do-we-need-sleep

Bryan, L. (2024b, 15 mars). *Le rythme circadien.* The Sleep Foundation. https://www.sleepfoundation.org/circadian-rhythm

Bryan, L. (2024c, 7 mai). *L'alcool et le sommeil.* The Sleep Foundation. https://www.sleepfoundation.org/nutrition/alcohol-and-sleep

Carollo, M. (2024, 10 avril). *Réduire le stress par le désencombrement.* Columbia University Irving Medical Center. https://www.columbiadoctors.org/news/reduce-stress-through-decluttering

Votre chat vous empêche de dormir ? Comment gérer l'activité nocturne. (n.d.). Animal Humane Society. https://www.animalhumanesociety.org/resource/cat-keeping-you-awake-how-manage-night-activity

Chesak, J. (2023, 20 mars). *How these 3 sleep positions affect your gut health (Comment ces 3 positions de sommeil affectent votre santé intestinale).* Healthline. https://www.healthline.com/health/healthy-sleep/sleep-effects-digestion

Dasgupta, R. (2021, 1er septembre). *How sleep can affect your hormone levels, plus 12 ways to sleep deep.* Healthline. https://www.healthline.com/health/sleep/how-sleep-can-affect-your-hormone-levels

Davis, N. (2019, 11 décembre). *La meilleure routine d'entraînement à faire avant le coucher.* Healthline. https://www.healthline.com/health/sleep/the-best-workout-routine-to-do-before-bedtime

Dinardo, K. (2020, 10 octobre). *Mieux se reposer avec des exercices légers.* The New York Times. https://www.nytimes.com/2020/10/10/at-home/exercises-for-better-sleep.html

Everett, A. C., Hinko, A., Horowitz, J. F., Newsom, S. A. (2013, 13 août). *Une seule séance d'exercice de faible intensité est suffisante pour améliorer la sensibilité à l'insuline jusqu'au lendemain chez les adultes obèses.* National Library of Medicine. https://www.ncbi.nlm.nih.gov/pmc/articles/PMC3747878/

Les aliments qui aident à dormir. (2020, décembre). The Sleep Charity. https://thesleepcharity.org.uk/information-support/adults/sleep-hub/foods-that-help-you-sleep/

Un bon sommeil pour une bonne santé. (2021, avril). Nouvelles de la santé. https://newsinhealth.nih.gov/2021/04/good-sleep-good-health

Gupta, S., Shankar, E. et Srivastava, J. (2011, 1er février). *La camomille : Une plante médicinale du passé avec un avenir prometteur.* NIH. https://www.ncbi.nlm.nih.gov/pmc/articles/PMC2995283/

Hong, S., Jeong, J. et Kim, T. (2015, 11 mars). *L'impact du sommeil et des troubles circadiens sur les hormones et le métabolisme.* National Library of Medicine. https://www.ncbi.nlm.nih.gov/pmc/articles/PMC4377487/

Hormones. (2022, 23 février). The Cleveland Clinic. https://my.clevelandclinic.org/health/articles/22464-hormones

L'impact du manque de sommeil sur la santé mentale. (2022, 16 mars). Centre médical Irving de l'université de Columbia. https://www.columbiapsychiatry.org/news/how-sleep-deprivation-affects-your-mental-health

L'hormone de croissance humaine (HGH). (2022, 21 juin). The Cleveland Clinic. https://my.clevelandclinic.org/health/articles/23309-human-growth-hormone-hgh

L'insomnie. (n.d.). The Cleveland Clinic. https://my.clevelandclinic.org/health/diseases/12119-insomnia

Fiche d'information sur les koalas. (2020, 1er juillet). PBS. https://www.pbs.org/wnet/nature/blog/koala-fact-sheet/

Krans, B. (2018, 17 août). *Les aliments qui peuvent améliorer le sommeil.* Healthline. https://www.healthline.com/health/foods-for-better-sleep

Martin, W. (2023, 15 mars). *Why morning people should never teach or grade after 6 p.m.* Harvard Business Publishing. https://hbsp.harvard.edu/inspiring-minds/why-morning-people-should-never-teach-or-grade-after-6-p-m

McTigue, S. (2020, 27 février). *Les bébés dorment-ils dans l'utérus ?* Healthline. https://www.healthline.com/health/pregnancy/do-babies-sleep-in-the-womb

Newsom, R. (2023, 1er novembre). *Nicotine et sommeil.* The Sleep Foundation. https://www.sleepfoundation.org/physical-health/nicotine-and-sleep

Newsom, R. (2024a, 12 janvier). *La lumière bleue : ce qu'elle est et comment elle affecte le sommeil.* The Sleep Foundation. https://www.sleepfoundation.org/bedroom-environment/blue-light

Newsom, R. (2024b, 7 mai). *La thérapie cognitivo-comportementale pour l'insomnie (CBT-I) : An overview.* The Sleep Foundation. https://www.sleepfoundation.org/insomnia/treatment/cognitive-behavioral-therapy-insomnia

Pacheco, D. (2023, 26 octobre). *Le sommeil et la glycémie.* The Sleep Foundation. https://www.sleepfoundation.org/physical-health/sleep-and-blood-glucose-levels

Pacheco, D. (2024a, 11 avril). *L'inertie du sommeil : comment lutter contre la somnolence matinale.* The Sleep Foundation. https://www.sleepfoundation.org/how-sleep-works/sleep-inertia

Pacheco, D. (2024b, 17 avril). *La caféine et le sommeil.* The Sleep Foundation. https://www.sleepfoundation.org/nutrition/caffeine-and-sleep

Pacheco, D. (2024c, 7 mars). *Meilleure température pour le sommeil.* The Sleep Foundation. https://www.sleepfoundation.org/bedroom-environment/best-temperature-for-sleep

Pacheco, D. (2024d, 13 mai). *Comment devenir une personne du matin.* The Sleep Foundation. https://www.sleepfoundation.org/sleep-faqs/how-to-become-a-morning-person

Peters, B. (2023, 22 mai). *Manger avant de se coucher est-il mauvais pour la santé ?* Verywell Health. https://www.verywellhealth.com/eating-before-bed-3014981

Rausch-Phung, E., & Rehman, A. (2023, 19 décembre). *Combien de temps faut-il pour s'endormir ?* The Sleep Foundation. https://www.sleepfoundation.org/sleep-faqs/how-long-should-it-take-to-fall-asleep

Rosen, L. (2015, 31 août). *Détendez-vous, éteignez votre téléphone et dormez.* Harvard Business Review. https://hbr.org/2015/08/research-shows-how-anxiety-and-technology-are-affecting-our-sleep

Salamon, M. (2022, 16 novembre). *Comment la lumière bleue affecte votre sommeil.* WebMD. https://www.webmd.com/sleep-disorders/sleep-blue-light

Sheikh, Z. (2023, 13 novembre). *Aliments riches en tryptophane.* WebMD. https://www.webmd.com/diet/foods-high-in-tryptophan

Dormir. (2023, 19 juin). The Cleveland Clinic. https://my.clevelandclinic.org/health/body/12148-sleep-basics

Le sommeil. (n.d.). American Heart Association. https://www.heart.org/en/healthy-living/healthy-lifestyle/sleep

Besoins, habitudes et difficultés des adolescents en matière de sommeil : Résumé d'un atelier. (2000). NIH. https://www.ncbi.nlm.nih.gov/books/NBK222804/

Stanborough, R. J. (2020, 10 juillet). *Comment le cortisol affecte-t-il votre sommeil ?* Healthline. https://www.healthline.com/health/cortisol-and-sleep

Stress et sommeil. (n.d.). American Psychological Association. https://www.apa.org/news/press/releases/stress/2013/sleep

Summer, J. (2024a, 19 avril). *Qu'est-ce que le tryptophane ?* The Sleep Foundation. https://www.sleepfoundation.org/nutrition/what-is-tryptophan

Summer, J. (2024b, 29 février). *Les 8 bienfaits du sommeil pour la santé.* The Sleep Foundation. https://www.sleepfoundation.org/how-sleep-works/benefits-of-sleep

Summer, J. (2024c, 11 mars). *La sieste : avantages et conseils.* The Sleep Foundation. https://www.sleepfoundation.org/napping

Summer, J. (2024d, 7 mars). *Comment le bruit peut affecter la satisfaction de votre sommeil.* The Sleep Foundation. https://www.sleepfoundation.org/noise-and-sleep

Suni, E. (2023a, 21 décembre). *Comment les animaux dorment-ils ?* The Sleep Foundation. https://www.sleepfoundation.org/animals-and-sleep

Suni, E. (2023b, 18 juillet). *Comment le manque de sommeil affecte les performances cognitives et la concentration.* The Sleep Foundation. https://www.sleepfoundation.org/sleep-deprivation/lack-of-sleep-and-cognitive-impairment

Suni, E. (2023c, 1er juin). *Mythes et faits sur le sommeil*. The Sleep Foundation. https://www.sleepfoundation.org/how-sleep-works/myths-and-facts-about-sleep

Suni, E. (2024a, 10 avril). *Les meilleures positions de sommeil*. The Sleep Foundation. https://www.sleepfoundation.org/sleeping-positions

Suni, E. (2024b, 12 avril). *Les meilleurs aliments pour vous aider à dormir*. The Sleep Foundation. https://www.sleepfoundation.org/nutrition/food-and-drink-promote-good-nights-sleep

Suni, E. (2024c, 27 mars). *Insomnie : symptômes, causes et traitements*. The Sleep Foundation. https://www.sleepfoundation.org/insomnia

Suni, E. (2024d, 13 mai). *De combien de temps de sommeil avez-vous besoin ?* The Sleep Foundation. https://www.sleepfoundation.org/how-sleep-works/how-much-sleep-do-we-really-need

Les meilleurs moments pour manger (2023, octobre). Northwestern Medicine. https://www.nm.org/healthbeat/healthy-tips/nutrition/best-times-to-eat

L'état de la santé du sommeil en Amérique en 2023. (n.d.). Association américaine de l'apnée du sommeil. https://www.sleephealth.org/sleep-health/the-state-of-sleephealth-in-america/

Vandekerckhove, M. (2017, 1er décembre). *Emotion, régulation des émotions et sommeil : une relation intime*. NIH. https://www.ncbi.nlm.nih.gov/pmc/articles/PMC7181893/

Walker, M. (n.d.). *Le buzz sur l'alcool et la caféine*. Master Class. https://www.masterclass.com/classes/matthew-walker-teaches-the-science-of-better-sleep/chapters/the-buzz-on-alcohol-and-caffeine

Watson, K. (2023, 10 février). *Combien de temps faut-il à l'eau pour traverser votre corps ?* Healthline. https://www.healthline.com/health/digestive-health/how-long-does-it-take-for-water-to-pass-through-your-body

Que porter au lit : pyjama, chaussettes ou rien du tout. (2023, 25 avril). The Better Sleep Council. https://bettersleep.org/blog/what-to-wear-to-bed-pajamas-socks-or-nothing-at-all/

Pourquoi le sommeil est-il important ? (n.d.). American Psychological Association. https://www.apa.org/topics/sleep/why

Pourquoi le sommeil est-il important ? (2022, 24 mars). NIH. https://www.nhlbi.nih.gov/health/sleep/why-sleep-important

L'importance du sommeil : les bienfaits du sommeil. (2021, 1er octobre). Division de la médecine du sommeil. https://sleep.hms.harvard.edu/education-training/public-education/sleep-and-health-education-program/sleep-health-education-41

Référence de l'image :

J'ai créé les illustrations de ce livre en utilisant Midjourney www.midj o urney.com. Je suis reconnaissante à cet outil qui m'a aidée à concrétiser ma vision de ces images.

www.ingramcontent.com/pod-product-compliance
Lightning Source LLC
Chambersburg PA
CBHW081202020426
42333CB00020B/2592